하루 10분
기적의 음악 태교

하루 10분
기적의 음악 태교

첫 태교, 너와 함께 할 모든 날 모든 순간

최유경 지음

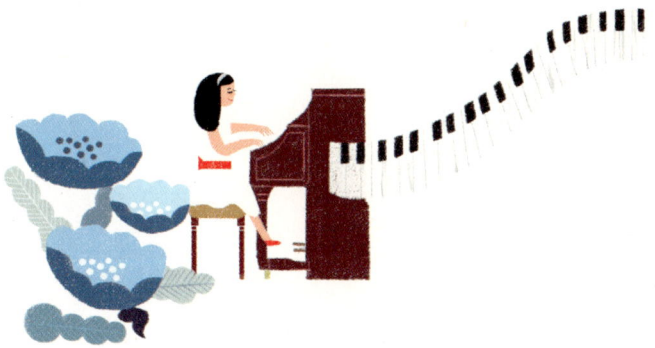

프로방스

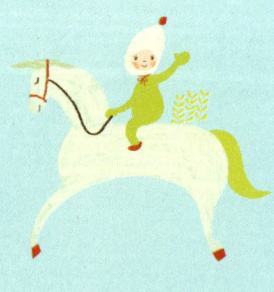

2019 KBS 창작 동요제 최우수 작곡상을 비롯한
60여 편의 창작 동요대회 수상경력의 작곡가 엄마의 태교 수업

프롤로그

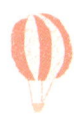

  간절히 바라던 아기가 우리 부부에게로 왔습니다.
  '엄마'라는 가슴 벅찬 이름표를 달아 준 아기의 존재는 저의 삶을 완전히 바꾸어 놓았습니다. 나의 작은 우주가 된 아기에게 최고의 것을 주고 싶었고, 그 누구보다 태교를 잘하고 싶었습니다.
  하지만 현실은 그리 녹록하지 않았습니다. 세 번의 유산의 위기가 있었고, 중간에 하혈까지 있으면서 병원에서는 늘 조심하라는 소리를 들었었고, 몸도 약한 편이라 아기를 잘 낳을 수 있을까라는 두려움에 혼자 눈물도 자주 흘렸습니다.
  대학에서 강의와 박사 과정을 병행해야 하는 바쁜 일상을 보내면서도, 태교는 어려워도 엄마라면 반드시 해야 하는 숙제처럼 느껴지다 보니 아기에게는 미안한 마음만 커져만 갔습니다.

그렇게 힘든 임신 기간을 보내던 중, 여느 날처럼 의무감에 클래식 음악을 들으며 태교를 하고 있었습니다. 그러나 5분도 되지 않아 꾸벅 졸고 있는 저 자신을 발견했습니다. 정신을 차리고 또다시 음악에 집중하려고 했지만, 또 졸고 있는 저를 보며 왠지 모를 배신감과 당혹스러운 감정이 몰려왔습니다.

"아니, 음악 전공자인 내가 음악을 들으면서 졸고 있어?"

"아⋯. 왜 이렇게 지루한 거지? 예전엔 이 곡을 들으면 감동으로 벅찼었는데⋯."

"태교는 원래 이런 건가? 좋은 음악을 들려주며 같이 교감하는 것이라던데⋯."

분명 뭔가가 잘못된 것 같았습니다. 태교의 본질을 놓치고 흉내만 내고 있다는 생각이 들었습니다.

그때부터 태교의 의미에 대해 깊이 생각해 보며, 제 나름의 정의를 내리게 되었습니다.

"태교란, 무엇보다 엄마가 편안한 감정과 생각을 바탕으로, 아기와 따뜻한 소통과 교감이 일어나야 하는 것이다. 그렇기에 태교는 쉽고, 즐거워야 한다!"

그 이후로 저는 소극적이고 수동적인 태교에 벗어나, 조금씩 저만의 태교법을 고민하며 실천하게 되었습니다. 바로 '동요를 활용한 음악 태교'였습니다.

동요는 아이들의 마음과 생각, 감정, 언어로 쓰인 음악입니다.

그 노랫말이 특히나 순수하고 따뜻하며 창의적입니다. 선율 또한 어렵지 않고 길이도 짧아 누구나 듣고 부르는 것에 부담이 없습니다. 그렇기에 뱃속에 있는 아기에게 동요만큼 좋은 음악은 없을 것이라는 확신을 하게 되었습니다. 여러 상황으로 인해 걱정이 많은 임산부였던 저는 동요를 통해 정서적으로 빠르게 안정이 되었고, 임신 기간 내내 즐겁고 행복한 마음으로 열 달의 기간을 보내게 되었습니다. 불안했던 임신 기간에 한 줄기 빛과 같은 '기적'을 경험하게 된 것이죠.

무사히 건강한 아이를 낳고 지금도 열혈 육아를 하고 있는 저는 그때의 경험을 바탕으로 음악 태교에 관한 연구와 음악 작업을 지속적으로 하고 있었습니다. 그리고 그 노력과 관심의 첫 결실이 바로 이 책 〈하루 10분, 기적의 음악 태교〉입니다.

태교는 잘하고 싶지만, 바쁜 일상 속에서 실천하기 힘들어 고민하는 엄마 아빠들에게 한 아이의 엄마로서, 작곡가로서 이 책을 통해 구체적인 도움을 드리고 싶었습니다.

특히 위드 코로나 시대를 살아가는 요즘, 많은 임산부들이 제한적인 상황에서도 즐겁고 현명하게, 마음 편히 태교를 할 수 있도록 돕고 싶었습니다. 이제 지나가면 다시는 되돌아오지 않을 소중한 이 순간을 음악 태교를 통해 아기와 교감하며 포근한 사랑으로 채워가셨으면 좋겠습니다.

〈하루 10분, 기적의 음악 태교〉는 하루 10분이면 누구나 쉽고 즐겁게 음악 태교를 실천하면서 아기와의 깊은 교감을 경험할 수 있게 돕는 역할을 하는 안내서와 같은 책입니다.
　기존의 감상 위주의 음악 태교에 벗어나 입체적이고 적극적인 행동을 이끌어 내는 'HSW 음악 태교법'을 창안하여, 주도적인 태교를 할 수 있도록 그 방법을 제시하였습니다. HSW 음악 태교의 핵심인, 듣고, 부르고, 글을 써 내려가는 과정을 통해 따뜻하고, 특별한 태교를 경험하실 수 있을 것이라 믿습니다.

이 책에 수록된 곡은 저의 창작곡들로 이루어져 있습니다. 임신 기간에 아기를 위해 만들었던 곡들과 다년간 전국 창작동요대회에서 수상한 곡들이 담겨 있습니다.
　〈하루 10분, 기적의 음악 태교〉특별한 부분은 태교할 때뿐만 아니라 아기가 태어나서도 더욱 빛을 발하게 된다는 것입니다. 아기가 태어나서 처음 듣게 되고, 배우고 부르게 되는 음악이 '동요'입니다. 그렇기에 임신 기간에만 실천하고, 출산 후 사라지는 태교법이 아닌 육아에서도 활용도 100%인 보배와 같은 태교법입니다. 아기와 함께 노래를 듣고, 부르며, 손뼉을 치며 다양한 음악 활동을 통해 세상을 배워가고, 풍부한 감성과 감정을 다채롭게 표현하며 지속적인 교감을 나눌 수 있는 유익한 도구가 될 것입니다.

엄마 아빠를 만나기 위해 지구별에 온, 소중한 아기와의 280일간의 여정을 응원합니다. 이 책이 많은 엄마 아빠들과 아기에게 기적을 선사하는 선물이 되기를 바랍니다.

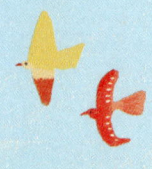

Contents

프롤로그 • 05

Chapter 1
태교가 막막한 엄마 아빠들에게

유산 위기를 극복하고 자연주의 출산으로 건강한 아이를 낳기까지 • 16
위드 코로나 시대, 태교 때문에 고민하는 엄마 • 20
달라진 환경, 위드 코로나 시대의 태교법 • 24

Chapter 2
음악 태교는 세상에서 가장 쉽고 행복한 태교

매일 10분, 동요로 만들어가는 특별한 음악 태교 • 28
아기가 똑똑해지는 좌뇌와 우뇌를 함께 발달시키는 특별한 음악 태교 • 35
동요로 실천하는 음악 태교의 특별함 • 38
음악 태교의 놀라운 효과 • 45

음악 태교 시크릿 가이드 I • 51
초보 맘 하루 10분 기적의 음악 태교 3단계 플랜

Chapter 3

첫 태교, 너와 함께 할 모든 날, 모든 순간
아기와의 첫 만남, 안녕? 아가야!
(임신 초기)

우리에게 온 널 환영해
아가에게 • 57

매일매일 불러줄게
안녕 Song • 63

누굴 닮았을까?
엄마 도장, 아빠 도장 • 69

입덧으로 힘들어
어떤 맛일까? • 75

할머니, 할아버지 생각이 나
내리사랑 올리효도 • 81

임신 초기 에피소드 • 86

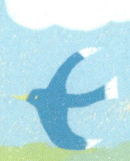

Chapter 4

너의 태동이 느껴져!
(임신 중기)

쑥쑥 크는 우리 아기
나는 사랑을 먹는 아이 • 93

똑똑한 아기로 키우고 싶어
꼬마 생각쟁이 • 99

너와 함께 경험하는 자연과 계절의 변화
노래하는 소나기 • 105   가을이 오는 소리 • 113

동화처럼 예쁜 노래를 들려줄게
사탕나라 요정의 춤 • 119

아빠는 널 이만큼 사랑해
뒤뚱뒤뚱 아빠의 사랑 • 125

전래동화를 노래로 들려줄게
요술 부채 • 131

임신 중기 에피소드 • 136

음악 태교 시크릿 가이드 II • 144
작곡가 엄마가 알려주는 아기와의 특별한 교감 비법 HSW 음악 태교 :
듣고(hear), 부르고(sing), 쓰는(write) 음악 태교

Chapter 5

너를 만날 날을 손꼽아 기다려
(임신 후기)

새근새근 잘 자라 우리 아기
달강달강 소르르 • 151

꿈이 있는 아이로 자라렴
민들레의 꿈 • 157

우린 이제 가족이 되었어
똑딱 가족 • 163

엄마 아빠의 목소리를 기억해요
난 기억해요 • 169

아기와 떠나는 제주도 태교 여행
우뚝 부끈 비양도 • 175

임신 후기 에피소드 • 182

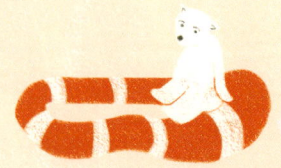

Chapter 6

아기를 위한 최고의 선물, 명품 음악 태교

아기가 태어나고 나면 더 빛을 발하는 음악 태교 • 188
출산 후에도 활용도 100% 음악 태교 • 191
동요로 시작하는 행복한 태교 • 194
곧 태어날 아기에게 편지쓰기 • 198
모든 것은 엄마 뱃속에서부터 결정된다 • 200

음악 태교 시크릿 가이드 III • 203
우리 아기만을 위한 '안녕 Song' 노랫말 만들기
(주어진 멜로디에 내 아기만을 위한 노랫말을 붙여 보아요)

특별 부록 1 • 207
하루 10분 기적의 음악 태교 수록곡 악보

특별 부록 2 • 229
음악 태교 루틴 만들기

태교가 막막한
엄마 아빠들에게

유산 위기를 극복하고 자연주의 출산으로 건강한 아이를 낳기까지

건강한 아이를 갖기 위해 남편과 열심히 노력하여 드디어 임신에 성공할 수 있었습니다. 그러나 기쁨도 잠시, 임신 테스트 두 줄을 확인하자마자 친정아버지가 갑자기 돌아가셨다는 연락을 받았습니다. 가장 기쁜 날에 제대로 기뻐할 수도 없이, 큰 슬픔을 맞이하게 되었습니다. 너무나 충격적이어서 바로 산부인과에 가서 유산방지 주사를 맞고 장례식장으로 떠났던 기억이 납니다. 장례를 마치고 집으로 돌아와서도 몸과 마음이 한동안 너무나 힘들었었지요.

그렇게 출발부터가 위태로웠던 임신 초기, 산부인과에 갈 때마다 담당 선생님은 몸이 약하고 피고임이 있으니 늘 조심하라는 말씀을 해주셨습니다. 임신 기간 내내 잦은 출혈이 있었고, 아기가 잘못될까봐 노심초사했었습니다. 매주 강의가 있어서 왕복 4시간 거리의 학교를 대중교통으로 왔다

갔다하면서 만삭 때까지 일을 했었습니다. 저녁에는 대학원 수업이 있어 늦은 시간까지 학교에 다니며 공부도 했었지요.

현실적으로 시간적 여유가 없는 상황에서 저는 어떻게 태교를 해야 할지 막막했었습니다. 그러다가 가장 접근하기도 쉽고 보편적인 '음악 태교'를 시작하게 되었습니다. 클래식 음악을 감상하는 것으로 시작했지만 점점 집중하기가 어려웠고, 태교라는 명목 아래 아기를 위해 그저 꾹 참고 듣는 수준이었습니다. 점점 이런 제 모습에 충격을 받았고 배신감도 느껴졌습니다.

음악을 업으로 삼고 살아왔는데, 내가 이럴 수가 있나? 그리고 태교라는 것이 원래 이렇게 힘들고 어려운 것인가? 원래 다들 그렇게 태교하는 것일까? 라는 의문이 들었습니다.

지금 하고 있는 음악 태교를 곰곰이 살펴보니 거의 감상 위주이고 곡 길이가 긴 터라 딴 생각하기도 쉬웠습니다. 그러다 보니 수동적인 자세로 듣게 되고 흥미롭지가 않더라고요. 그럼에도 "우리 아기한테 무조건 좋겠지"라는 막연한 기대만 앞서서 의무감으로 듣고 있었지만, 이게 진짜 태교가 되고 있는 것인가?라는 의문이 자꾸만 들었습니다.

이래서는 안 되겠다 싶어서 대학생 시절, 우연히 작업하게 된 동요 앨범을 꺼내어 들었습니다. 아이들의 감성으로 써 내려져 있는 노랫말과 선율을 들으면서 "이것이다!" 싶었습니다. 노래를 듣고 따라 부르고, 노랫말을 손으로 필사도 해 보면서 아기와 더 친밀하게 교감한다는 느낌이 들었고,

마음이 편안해지면서 즐겁게 태교를 하게 되었습니다.

저는 그렇게 동요로 저만의 음악 태교를 시작할 수 있었습니다.

바쁜 일상이었지만 기존에 나와 있는 예쁜 노랫말의 동요들을 자주 듣고 따라 부르고, 들을 만한 곡이 없을 때는 직접 가사와 곡을 붙여 나만의 동요를 만들어 아기에게 불러주기도 했고요. 그러면서 "나에게 딱 맞는 태교구나!"라는 깨달음과 함께 행복한 태교의 시간을 보낼 수 있었습니다.

물론 음악 태교뿐만 아니라 다른 태교들도 경험해 보았습니다. 문화센터에서 하는 양말 인형 만들기를 몇 주 동안 했었는데, 앉아서 평소 하지 않던 바느질을 하려니 배도 자주 뭉치고, 눈도 따끔거려서 체력적으로 아주 힘들었어요. 겨우 몇 가지의 인형들을 만들고 수업을 끝냈습니다. 아기를 생각하며 한 땀 한 땀 만들어가는 정성이 많이 들어가는 태교였지만, 저질 체력과 곰손을 겸비한 저에게는 쉽지 않은 태교였던 것 같습니다.

특히 임신 중기에도 아이가 아래로 많이 내려와 있다며 의사 선생님의 끝없는 주의를 들은 터라 몸을 많이 쓰거나, 한 자세로 오래 앉아 있는 태교는 다소 부담이 되어서 하고 싶어도 못하는 것도 많았죠. 이렇게 약골인 데다가 유산기도 있었고, 일하느라 시간적 여유도 충분하지 않았던 저에게는 동요로 실천하는 음악 태교가 가장 편하고 유익했습니다.

그러던 중 시간은 흘러 어느덧 임신 후기가 되면서 출산에 대한 설렘도 있었지만, 두려움 또한 점점 커졌습니다. 주변에 먼저 결혼해 아기를 낳은 친구 몇 명이 증언해 주는 출산 이야기들…. 몇 시간을 촉진제 맞고도 진통하다가 안돼서 제왕절개 수술을 한 친구의 눈물 나는 체험담을 듣고 나니 공포스러움을 느꼈습니다. 워낙 겁이 많기도 하고, 병원에서 촉진제를 맞으며 두려움 속에서 아기를 낳고 싶지 않더라고요.

그렇게 정신적으로 무너질 뻔했지만, 다시 한 번 마음을 가다듬었습니다. 자세히 알아보니 출산의 방법에도 여러 가지가 있고, 나와 아기가 건강하다면 직접 선택할 수 있음을 알고는, 남편과 상의해서 '자연주의' 출산을 하기로 결정을 했습니다. (산모와 아기의 건강 상태에 따라 매우 조심한 부분이어서 필수 검사와 충분한 의논 끝에 이루어졌어요.)

그렇게 자연주의 출산을 계획하고 준비하면서 출산에 대한 막연한 두려움을 이겨내고, 강한 멘탈을 장착하기 위해 힘이 되는 동요들을 많이 듣고 불렀습니다. 동요 멜로디에 개사를 해서 부르기도 했지요. "난 순산할 수 있어!", "우리 아기야, 너도 할 수 있어!", "난 강한 엄마야!" 하면서 말이죠. 실제 그때 듣고 불렀던 음악의 힘으로 저는 용기가 생겼었습니다. 애국가가 축구 경기장이나 올림픽의 여러 경기에서 애국심을 고취시켜 주고, 자긍심과 용기를 힘껏 주듯이 출산을 앞둔 저에게 동요는 두려움을 잊게 하고, 아기를 만날 희망으로 새로운 힘을 불어넣어 주었습니다.

그렇게 동요로 음악 태교를 하던 중, 저는 예정일보다 조금 이른 날에 건강하고 사랑스러운 아기를 품에 안을 수 있었습니다.

위드 코로나 시대, 태교 때문에 고민하는 엄마

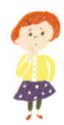

"위드 코로나".

코로나 19의 완전한 종식을 기대하기보다는 백신 접종을 늘리는 등의 방역체계를 구축하여 코로나 19와의 공존을 준비해야 한다는 개념. 신규 확진자 억제보다 위중증 환자 관리에 집중하는 방역 전략입니다. 즉 코로나 19를 사회적으로 중대한 질병으로 취급하기보다는 감기와 같은 일상적인 질병으로 여기겠다는 뜻입니다. 2021년 8월 들어 영국을 필두로 싱가포르, 프랑스, 독일, 덴마크 등 주요 국가에서 위드 코로나 정책을 도입하고 있습니다. 영국은 2021년 7월 19일 봉쇄 조치 전면해제를 발표했습니다. 마스크 착용 의무를 해제하는 등 규제를 과감하게 완화했고, 싱가포르는 사회적 거리 두기와 사적 모임 인원 제한 등의 규제를 유지하면서 위드 코로나를 추진하고 있습니다. 덴마크 정부도 2021년 8월 27일 코로나 19 확산을 막기 위해 취한 제한 조치를 2021년 9월 10일부터 사실상 모두 해제하기로 했다고 발표했습니다.

한편 정은경 질병관리청장은 2021년 8월 26일 고령층 90% 이상, 성인 80% 이상이 백신 접종을 완료하면 '위드 코로나(코로나 19와 함께 살아가기)'로 방역 전략을 전환할 수 있다고 밝혔습니다.*

이 지긋지긋한 코로나가 언제쯤 끝날까? 라는 질문이 요즘 우리의 가장 큰 관심거리이지만, 긍정적 기대와는 달리 '위드 코로나(With corona) 시대'를 맞이하게 되었습니다. 완전한 종식을 기대하기 어렵고, 코로나 19와 공존하며 살아가야 하는 지혜와 전략, 그리고 적응력이 필요하게 된 것이죠.

코로나 이전의 세상과 현재 '위드 코로나' 시대의 환경은 확연히 달라졌습니다. 우리의 경제, 사회, 문화, 교육 등등, 개인 삶의 영역까지 엄청나게 큰 변화를 불러일으켰지요.

태교도 역시 이 변화를 피해 가지 못한 것 같습니다. 다른 삶의 영역보다 오히려 더 예민하고 조심스러워진 것 같습니다. 아무래도 귀중한 생명이 달린 문제이다 보니 더욱 그런 것 같아요.

태교를 위해 국내 유명 관광지는 물론 해외까지 나갔었던 전과 달리, 집 밖을 나서는 것조차 두려워하는 시대를 살아가게 되었습니다. 몇 년 전만

---

* 네이버 지식백과, 위드 코로나 [With Corona] (한경 경제용어사전)

해도 임산부가 되면 여기저기서 보내준 산모 교실 초청과 백화점과 여러 기관에서 열리는 태교 교실을 찾아다니느라 바쁜 날들을 보냈었는데, 요즘에는 이런 풍경을 찾아보기가 쉽지 않은 것 같아요.

안타까운 것은, 요즘 임산부 대부분은 답답한 집안에서 많은 시간을 보내며 태교를 하고 있다는 것입니다. 가족이나 지인들을 만나 차 한 잔하기도 쉽지 않아 고립감과 우울함을 호소하는 임산부들이 늘어났다고 해요. 특히 몸이 아파도 약물 사용에 제약이 많아 태아에 악영향을 끼칠까봐 불안감도 더 짙어졌다고 합니다. 이렇게 임산부 본인과 태아의 정신적, 신체적 건강을 위한 여러 활동이 제약을 받게 되면서 심각한 '코로나 우울'을 겪는 사례까지 나타나고 있다고 하죠. 안 그래도 조심스러운 임신 기간에 '코로나 우울증'까지 겪는다면 엄마와 아기 모두에게 너무 힘든 시간이 되지 않을까 염려스럽습니다.

임신이라는 공통분모로 커뮤니티를 형성하고, 모이고 교류하면서 즐겁게 임신 기간을 보내기에도 부족한 시간인데, 고립된 임산부들의 고충이 얼마나 크겠냐는 생각에 마음이 무거워집니다.

요즘 맘카페나 임신·출산 커뮤니티에서는 이런 질문이 많이 올라온다고 합니다.

"코로나 시기 태교 어떻게 하시나요? 어디를 나가서 아이쇼핑조차 하기 힘들고, 사람 많은 곳에 다니는 것도 두려워요."

"집콕으로 집 안에서 태교를 어떻게 해야 할지 모르겠어요. 어디 여행도 가고 싶은데, 아기를 생각하면 가장 안전한 게 홈태교인 것 같아요."

"임신 6개월차예요. 태교 여행은커녕 먹고 싶은 것을 사 먹는 것도 조심스러워요. 뱃속의 아기와 함께 즐거워해야 할 시기에 걱정, 불안, 우울함이 많은 시간인 것 같아요. 코로나를 잘 극복하고 계시는가요?"

이런 위드 코로나 시대에 태교는 어떻게 해야 할까요?

외출조차, 사람을 만나는 것조차 꺼려지는 이 시대에 현명하고 즐겁게 태교할 수 있는 방법에는 어떤 것이 있을까요?

달라진 환경,
위드 코로나 시대의
태교법

　지금 우리는 위드 코로나로 인해 '언컨택트(Uncontact)'의 시대에 살고 있습니다. 무인 가게가 늘어가고, 사람을 대신해 키오스크가 주문을 받고, 로봇이 일하는 모습을 흔하게 볼 수 있게 되었습니다. 배달업과 인터넷 강의들이 호황을 누리고, 관련 산업은 점점 더 발전하고 있습니다. 코로나로 인해 사람과 직접적으로 연결되거나 접촉하지 않는 비대면의 세상*이 훨씬 더 빨리 실현되게 된 것이죠.

　김용섭의 〈언컨택트〉라는 책에 보면, 언컨택트는 서로 단절되어 고립되기 위해서가 아니라 계속 연결되기 위해서 선택된 트렌드라고 말합니다. 하지만 많은 임산부가 이 중요한 시기에 고립된 채 힘든 임신 기간을 보내고

---

* 〈언컨택트〉, 김용섭, 2020, p.6

있으며, 이로 인한 코로나 블루 증세까지 겪고 있습니다.

위드 코로나 시대를 맞이한 이 시점, 태교도 임산부가 세상과 단절되지 않고 소통하며 태교에 전념할 수 있는 현명한 방법들이 필요하다고 생각합니다. 평소에 태교 교육에 대한 관심과 고민이 많았던 저는 이번 코로나 사태를 겪으며, 귀한 생명을 품은 엄마들에게 직접적인 도움이 되고 싶은 마음이 더 간절해지게 되었습니다. 그러면서 제가 임신 기간 경험했던 음악 태교법을 바탕으로, 엄마이자 작곡가로서 연구하고 준비한 내용으로 〈하루 10분, 기적의 음악 태교〉라는 태교법을 창안하게 되었습니다.

뒷장의 글에서도 이 음악 태교의 특별함을 말씀드리겠지만, 음악은 사람의 마음과 감정, 그리고 생각을 움직이고 변화시키는 능력이 있습니다. 현재 우리가 당면한 어려움을 긍정적이고 밝은 마음으로 변화시켜 주어 내 뱃속의 아이를 건강하고 보배롭게 키워가는 탁월한 태교법이 되리라 생각이 듭니다. 그리고 이 책으로 공통분모로 만나게 될 임산부들을 위한 소통의 장소, 인터넷 커뮤니티 '맘스멜로디'가 개설(https://cafe.naver.com, mommelody) 되어 있습니다. 함께 태교하며 연결되어 서로에게 좋은 시너지를 주고받을 것으로 기대가 됩니다.

저는 이 세상의 모든 엄마가 스트레스 없이 편안하게 태교를 했으면 좋겠습니다. 한번 지나면 돌아오지 않을 이 황금과 같은 시간을 선물처럼 맘껏 누리며 행복하게 보냈으면 좋겠습니다.

그리고 어려운 이 시기에 건강하게 출산하려면, 엄마들은 지금부터 정신적·마음적 면역력을 키워야 합니다. 그것이 진정한 태교라고 할 수 있습니다. 이 책이 많은 엄마에게 정신적·마음적 면역력을 키울 수 있는 좋은 도구가 되리라 생각합니다.

달라진 환경, 위드 코로나 시대로 우리의 삶은 많이 달라졌지만 아기를 향한 사랑의 마음, 가장 좋은 것을 주고 싶어 하는 위대한 우리 엄마들을 뜨겁게 응원합니다.

음악 태교는
세상에서 가장 쉽고
행복한 태교

매일 10분,
동요로 만들어가는
특별한 음악 태교

바쁜 일상 가운데 내 몸 하나 챙기기 힘드시죠?

임신은 했지만 일하느라 따로 시간을 내어 태교하기도 부담스럽고, 넘쳐 나는 정보에 어떤 태교를 하는 게 좋을지 고민이 많으실 거예요. 임신으로 특히나 예민해진 몸과 마음이지만, 내 아기를 위해 행복한 태교를 꿈꾸는 분들을 위해 '특별한 음악 태교'를 소개해 드리려고 해요. 작곡가 엄마가 제안하는 이 특별한 음악 태교는 동요로 '하루 10분'이면 누구나 쉽고 편안하게 실천할 수 있는 최고의 태교입니다.

매일 10분 동요로 만들어 가는 음악 태교의 특별함은 다음과 같습니다.

▷ 첫 번째, 음악을 듣고, 따라 부르고, 써보는 입체적인 태교를 경험할 수 있어요.

보통 음악 태교를 한다고 하면 클래식 음악을 감상하는 모습을 떠올리실 거예요. 많은 태교 수업이나 책에서도 음악 태교에 대해 다룰 때면, 클래식 곡을 감상하게 하면서 그 곡의 작곡가 이야기나 작품 배경 및 에피소드를 설명해 주는 수준에서 머무는 경우가 많습니다. 태교하는 엄마로서는 "좋은 음악 들었네", "아, 이런 곡도 있구나"라며 아기에게 좋은 음악을 들려준 것에 만족하지만, 지속적인 음악 태교를 하긴 어려울 수 있습니다.

클래식 음악을 좋아하는 분들은 큰 어려움 없이 태교하시겠지만, 평소에 즐겨 듣지 않으신 분들은 음악을 듣는 게 곤혹스러운 '일'이 될 수도 있습니다.

특히 태교 음반으로 나온 클래식 음악은 가사가 없는 기악 연주곡(악기 중심의 음악) 형식이 많아서 감상에 오롯이 집중하기가 어렵고 "이게 진짜 태교가 되는 건가?"라며 의문을 가질 수도 있어요. 이것이 바로 음악 태교가 지루하고 어렵게 느껴지는 가장 큰 원인이기도 합니다. 여러 전문가는 태교 때문에 억지로 감상하는 음악은 오히려 임산부에게 스트레스를 유발해 태아에게도 스트레스가 된다고 지적하기도 합니다.

원래 음악이라는 활동은 부르고, 연주하고, 감상하고, 창작하고, 분석하는 등등의 다양한 영역이 있는데, 음악 태교에서는 유독 하나의 활동 '감상'에만 집중했었던 것이죠.

그렇기에 이 책에서는 매일 10분이라는 짧은 시간이지만, 귀로 음악을 듣고 아기에게 불러주고, 그 노랫말 중에 가슴에 와 닿는 부분을 필사해 보는 과정 등을 통해 효과적이고 '입체적인 태교'를 할 수 있는 방법을 제시하고 있습니다.

▷
**두 번째, 아이들의 언어와 감성으로 만들어진 '동요'로
맞춤 태교를 할 수 있어요.**

저는 임신 전부터 '태교 로망'이 있었습니다.
"아기가 생긴다면 매일 좋은 음악을 들려줄 거야! 뱃속에서부터 음악으로 키워야지!"
하지만 현실은 임신으로 인해 달라진 감정과 몸으로 길이가 긴 클래식 음악을 듣는 데 집중하기가 어려웠습니다. 음악을 듣다가 너무 편안한 나머지 잠에 빠져들 때도 있었고, 가만히 듣고만 있으니 좀이 쑤셔서 딴 생각하기 일쑤였어요. 그러다 보니 저의 태교 로망과는 달리 매일 음악으로 태

교를 실천하기가 무척 어려웠습니다. 이 어려움을 통해서 깨달은 것은 엄마가 듣기 힘든 음악이라면 아기에게도 좋은 태교 수단이 아니라는 생각이었습니다. 그리고 그 깨달음은 "엄마와 아기를 위한 맞춤 음악이 필요하다!"라는 결론을 내리게 되었고, 저는 '동요'로 태교의 방향키를 잡게 되었습니다.

'동요(童謠)'란 어린이를 위하여 동심(童心)을 바탕으로 지은 노래이기에 이 세상 어느 음악보다 태아에게 가장 적합한 장르라고 말할 수 있습니다. 그 누구나 듣기 쉽고 짧은 음악 길이가 부담이 없는 게 큰 장점이기도 하지요. 한 논문에서는 동요에 대해 이렇게 설명합니다.

"동요는 일상 속에서 찾는 노랫말로 쉽고 즐겁게 활용할 수 있어서 언어와 행동의 기초를 도덕적이고 윤리적인 교육으로 접근하여 쉽게 다가갈 수 있다. 동요의 노랫말은 어린이의 정서가 담겨있고, 어린이의 일상과 희망을 노래하기 때문에 그들의 순박한 마음에 잘 어울린다.*"

아기는 엄마의 목소리를 통해 세상을 배워간다고 합니다. 동요의 아름답고 창의적인 노랫말과 음악이 엄마의 마음과 감성을 포근하게 채워주고, 엄마의 목소리와 그 감정은 그대로 아기에게 전달되어 편안하고 건강하게, 한 뼘 더 성장하게 합니다. 이것은 동요가 아이들의 감성과 마음으로 쓰인

---

* 〈동요 태교를 통한 효 의식 함양에 관한 연구〉, 양승춘, p.61

곡이기에 가능한 일인 것이죠.

김성은 작가의 책 〈세상의 모든 음악은 엄마가 만들었다〉에서는 동요를 통한 태교에 대해 이렇게 설명하고 있습니다.

"태교 음악의 종류는 많이 있지만, 규칙적이며 안정된 멜로디로 태아의 감정 발달에 도움이 되고, 태아와 엄마와의 애착이 강해지는 동요를 들 수 있다. 특히 동요를 통한 태교는 태아가 태어나 학습할 내용을 선 경험한다는 것으로 중요하다. 동요는 엄마의 목소리로 불러주는 것이 좋다. 그것은 태아가 가장 좋아하는 소리이고 엄마의 목소리를 기억하기 때문이다. 더 좋은 방법은 부부가 같이 불러주는 것이다. 부부가 같이 동요를 부르면서 어린 시절을 회상하게 되며, 서로의 이야깃거리도 생기게 되고 웃을 일도 많아질 것이다."*

무엇보다 저 자신이 60여 편의 동요를 만든 작곡가이기에 동요의 교육적, 심리적 유용성과 가치를 누구보다도 잘 알고 있고 지금도 경험하고 있습니다. 그래서 동요를 음악 태교의 '찰떡 장르'라고 자신 있게 말씀드릴 수 있는 것입니다.

옷도 내 몸에 딱 맞게 재단된 '맞춤옷'이 편안하고 자연스러운 것처럼 태교에도 맞춤 태교가 필요합니다. 동요는 단연 태아를 위한 '맞춤 태교'라고

---

* 〈세상의 모든 음악은 엄마가 만들었다〉, 김성은, p.32~33

단언할 수 있습니다.

▷

세 번째, 짧은 시간이지만 편안하고 행복한 태교를 실천할 수 있어요.

요즘은 대부분 맞벌이 부부가 많은 편이라, 엄마들도 직장 생활을 하면서 새 생명을 지키며 키워내는 막중한 임무까지 병행하는 경우가 많습니다. 퇴근 후에도 집안 살림도 해야 하고, 남편의 얼굴도 보기 힘든 날은 태교가 나만의 몫인 것 같아서 우울한 기분이 들 때도 있지요.

하지만 그렇다고 해서 나와 모든 것이 연결된 사랑스러운 아기와의 교감은 포기해선 안 되겠죠? 어떤 상황에서도 엄마는 행복한 태교를 하기로 마음을 먹어야 해요.

꼭 긴 시간이 필요하지 않고, 비싼 돈을 들이지 않아도 됩니다.

이 책 한 권으로 하루에 10분, 아기와의 소중한 시간을 약속하고 실천해 보세요. 이 시간만큼은 온전히 아기와 나 자신에 집중하며, 지쳐있던 엄마에게 위로가 되고 편안한 태교를 하실 수 있습니다. 어떤 날은 사는 게 팍팍하게 느껴지고, 현실은 녹록지 않지만 그럼에도 지금 나는 세상에서 가장 귀중한 생명을 품고 있다는 사실을 기억해야 합니다.

그 소중한 생명을 키워가는 세상에서 가장 위대한 일을 하는 중이기에, 엄마는 편안하고 안정감을 느끼도록 애써야 합니다. 그래야 보석 같은 내 아기가 잘 자랄 수 있습니다. 그것이 바로 태교의 핵심입니다.

아기와의 깊은 교감과 엄마의 힐링이 공존하는 특별한 음악 태교, 엄마에게 행복한 임신 기간을 보낼 수 있는 '시크릿 태교'라 할 수 있습니다.

하루 중에 가장 의미 있고 보람된 10분을 경험할 수 있는 행복한 태교, 엄마가 된 당신도 경험하고 누릴 수 있습니다.

지금까지 음악 태교만의 특별함, 그 세 가지에 대해 말씀드려 보았어요.
다시 한 번 정리해 드리자면, 동요로 만들어 가는 음악 태교의 특별함은

첫 번째, 음악을 듣고, 따라 부르고, 써보는
입체적인 태교를 경험할 수 있으며,
두 번째, 아이들의 언어와 감성으로 만들어진
'동요'로 맞춤 태교를 할 수 있고,
세 번째, 짧은 시간이지만 편안하고 행복한 태교를
실천할 수 있다는 것입니다.

어떠신가요? 이제 음악 태교의 특별함을 경험하실 준비가 되셨나요?

아기가 똑똑해지는
좌뇌와 우뇌를 함께 발달시키는
특별한 음악 태교

많은 예비 부모님들이 태교하면서 많이 바라는 부분은 태아가 건강한 것, 그 다음으로는 똑똑한 아기를 낳는 것일 겁니다. 저 역시 똑똑한 아기를 낳고 싶어서 여러 가지 태교들을 찾아보며 경험했었습니다. 엄마 아빠의 바람대로 똑똑한 아기를 낳으려면 뇌 발달에 관심을 가져야 합니다.

잠깐, 이 뇌에 관해 설명해 드리자면, 노벨상 수상자인 로저 스페리(Roger W. Sperry)와 마이클 가자니가(Michael Gazzaniga)가 공동으로 진행한 실험으로, 뇌를 좌뇌와 우뇌로 구분하며 서로 다른 기능이 있음을 증명했다고 합니다. 일반적으로 좌뇌는 언어, 문자, 숫자, 기호처리 및 논리적, 분석적 사고와 연결되어 있으며, 신체의 우측에서 일어나는 감각처리 및 운동능력을 담당하고 있다고 하죠. 반면 우뇌는 예술작품 감상, 운동과 같은 직관적인 영역을 담당하며 신체 좌측을 관장하는 것으로 알려져 있습니다.* 이렇게 뇌는 기능적으로 좌뇌, 우뇌로 구분되어 있고, 이것을 균형 있게 발달시키기 위해 예전부터 지금까지 많은 뇌에 관한 교육 연구가 활발히 진행되고 있습니다.

그렇다면 음악 태교는 정말 아기의 뇌 발달에 도움이 될까요?

아기는 엄마의 뱃속에서 청각부터 발달한다고 합니다. 귀의 아인슈타인으로 불리는 알프레 토마티 박사에 의하면, 태아는 수정된 지 며칠 내에 겨우 0.9mm의 크기에 불과할 때, 벌써 초보적인 귀를 발달시키기 시작한다고 해요. 또 그는 귀의 첫 번째 목표는 태아의 뇌의 성장을 돕는 그것이라고 하고, 그 때문에 어머니의 목소리가 주는 심리적 안정감은 영양을 공급해 주는 탯줄의 필요성만큼이나 중요하다고 말합니다. 그리고 아이가 탄생하게 되면 귀의 기본기능은 뇌의 신피질을 충전시키는 것이며, 그로부터 뇌 신경 전체가 활성화된다….** 라고 말하며 청각의 중요성을 강조하고 있습니다. 그만큼 태아에게 듣는 행위는 단순히 듣는 것에 그치지 않고, 뇌 발달에 중요한 역할을 하게 하는 것이죠.

실제로 한 방송 프로그램에서 임신 5~6개월째의 산모들을 대상으로 음

---

* 네이버 지식백과, 분할 뇌 연구
** 〈잃어버린 지혜 듣기〉, 서정록, 2007, 47p.

악이 태아의 뇌 발달에 미치는 영향을 조사했었는데, 뱃속에서 음악 태교를 한 아이들은 출생 직후에도 음악을 들으면 '부교감 신경의 작용이 증가'하는 것이 확인되었다고 해요. 긴장을 해소하고 행복감을 주는 부교감 신경의 활동성이 높아졌다는 것은 태아의 몸과 마음에 이완이 이루어졌으며, 안정적인 상태를 유지하고 있음을 보여 주는 것이다***라고 밝혔죠.

그리고 좋은 음악은 뇌의 활동을 활발하게 하고, 호르몬을 조절하며 불쾌감을 없애주고 심장박동, 혈압, 체온에도 긍정적인 영향을 미치며, 근육의 긴장을 풀어주고 신체의 움직임과 조절 능력을 높여준다는 연구 내용도 있어요. 이 외에도 너무나 많은 논문과 책에서는 음악 태교의 특별함과 유익함을 증명하고 있습니다.

이러한 여러 과학적인 연구자료들을 통해서 밝혀졌듯이, 엄마 목소리와 음악 태교는 아기의 뇌 발달과 성장에 크게 이바지한다고 결론을 내릴 수 있어요.

〈하루 10분, 기적의 음악 태교〉에서는 적극적인 음악 활동을 통해 아기의 뇌를 발달시키는 데 도움을 드리는 다양한 주제로 선별된 창작 동요와 활동들이 담겨있습니다. 우리 아기의 똑똑한 뇌, 총명한 두뇌를 음악 태교로 야무지게 만들어 보아요.

*** 〈태아 성장 보고서〉, KBS 첨단보고 뇌과학 제작팀, 191p.

동요로 실천하는
음악 태교의 특별함

여러 좋은 음악 중에서도 동요라는 장르로 실천하는 음악 태교의 특별함은 어떤 것일까요?

▷
첫 번째, 동요는 아이들의 언어와 감성으로 쓰여 있어 동심을 느낄 수 있어요.

동요가 가요나 가곡 및 다른 성악곡과 구별되어지는 부분은 감성과 감정, 그리고 가사와 음악적인 그 모든 것이 아이들의 눈높이에 맞춰져 있다는 것입니다. 동요를 들으면 동심으로 돌아간 듯한 기분이 든다고 많은 분들이 말씀하시는데, 그것은 동요가 주는 특별함 중의 하나이기도 합니다.

노래에 담긴 메시지가 어린 시절에 느꼈던 감정과 생각, 상상들을 떠올리게끔 하죠. 그러면서 마음도 편안해지고, 어린아이가 된 듯 가벼워진 느낌을 받기도 합니다. 저의 지인은 제가 보내드린 동요를 듣고서는 이상하게도 눈물이 그렇게 났다고 말씀하시더라고요. 제가 "왜 눈물이 나셨나요?"라고 물으니, 슬퍼서 그런게 아니라 아이들의 목소리를 들으니 자기도 모르게 마음이 맑아지고 뭉클해지면서, 왠지 모르게 눈물이 났다고 하셨습니다. 동요를 들으며 잊고 있었던 순수한 아이의 감정을 느끼게 되어 좋았다라고 덧붙여 말씀해 주시기도 했습니다.

저 역시 동요를 오랫동안 써 오고 들으면서 느끼는 것은, 동요 통해 생각과 감정이 긍정적으로 변하고, 아이들의 마음을 읽고 공감할 수 있는 능력이 점점 커져간다는 것입니다.

세상에서 거칠고 이기적이고 독한 말들에 길든 우리에게 동요는 해독제와 같은 역할을 하는 것 같습니다.

동요는 들으면 들을수록, 깨끗하고 평온한 감정이 내면에서 흘러 나옵니다. 거기에서 부정적인 내 생각과 감정이 걸러지게 되고, 행복한 마음으로 아기를 만날 준비를 할 수 있습니다. 그렇기에 동요는 엄마 아빠의 삶에도, 태내의 아기에게도 참으로 유익한 태교라 말할 수 있습니다.

저는 직업병이라면 병이라 할 수 있겠지만, 평소에 가사가 있는 음악을 들을 때에는 이 노래에 담긴 메시지와 그것을 음악적으로 표현하는 기술과 거기에서 느껴지는 감정, 그리고 이 노래를 듣는 대상에 대해 유심히 관찰하는 편입니다.

멜로디는 중독성이 있어 쉽고 재밌지만, 노랫말이 유익한 내용이 아니라면 동요라 할지라도 제 아이에게 들려주지 않는 편입니다.

요즘에 동요라고 포장되어 나오는 곡들을 들어보면 황당할 때가 무척 많습니다. 아이들이 부르기에 적합하지 않은 노랫말로 만들어진 불량 동요들이 여기저기에서 일명 '인기 동요'라고 떠돌고 있습니다. 아이들은 그 가사의 뜻도 잘 모르고 쉽고 재밌다는 이유로 그냥 따라 부르는데, 동요를 쓰는 작곡가로서, 그리고 한 아이의 엄마로서 너무나 안타까운 현실입니다.

아기와 아이들이 듣고 부르는 음악이기에 창작자는 노랫말에 더 신경을 써야 한다고 생각합니다. 또한 주 양육자인 엄마 아빠가 아기에게 나름의 기준을 갖고 선별 된 음악을 들려주시면 좋겠다 라고 말씀 드리고 싶습니다. 아기에게는 아직 선택권이 없으니 매일 듣는 음악의 메시지가 주는 유익함의 유무를 구별하여 음악을 들려주시면 참 좋을 것 같습니다.

음악 전문가도 아닌데 어떻게 구분하나요? 라고 궁금해 하시는 분들도 계실 것 같습니다.

그래서 중요한 팁을 하나 드리자면, 노랫말을 한번 자세히 살펴 보시고 우리 아기의 초롱초롱한 눈망울을 더욱 빛나게 할 것 같은 곡이라면 OK! 아니라면 Pass! 하시길 바라요. 노랫말에 그 모든 해답이 있답니다.

엄마의 뱃속에서부터 좋은 동요를 들으며 크는 아기는 창의적이고, 감성과 표현력이 풍부한 아이로 성장하게 됩니다. 아이가 이해하는 언어와 감성으로 만들어진 노래이기 때문에 아기에게는 동심을 심어주고, 엄마 아빠도 잃어버린 동심을 만나게 되는 멋진 경험이 될 거예요.

▷
두 번째, 엄마 아빠 목소리를 통해 듣는 동요는 아기에게 최고의 선물이에요.

많은 연구자가 조사를 해 본 결과 태아에게 가장 좋은 소리는 '엄마의 목소리'라고 해요. 실제로 태아가 소리를 듣는 모습을 보면, 태아는 엄마의 목소리를 듣기 위해 자신의 몸을 척추뼈에 기댄다고 하지요. 그만큼 아기는 엄마의 소리에 집중하고 엄마의 목소리를 듣고 싶어 해요. 엄마를 통해 따뜻한 사랑과 세상을 경험하는 가장 좋은 통로이기 때문이죠.

태교로 아기에게 태담하는 것도 좋지만, 자주 노래를 불러주는 게 좋다고 합니다. 동요는 노랫말과 곡 길이도 짧고 부르기도 쉬운 편이라, 엄마가 부담 없이 아기에게 불러줄 수 있어요. 예쁘고 아름다운 노랫말로 된 동요를 엄마의 목소리로 들으며 성장한 아기는 풍부한 감성, 심리적 안정감을 누릴 수 있답니다.

그럼 엄마만 태교 잘하면 되겠네…. 라고 잠시 마음을 놓으신 아빠는 계시지 않죠?

〈태교 프로그램이 초임 부부의 부모-태아 애착과 부모의 정체성에 미치는 효과〉라는 논문에 의하면, 임신 기간에 아빠가 태교에 적극적으로 함께 할 때 아기가 태어나서 아빠와 상호작용이 빨리 시작되는 것으로 조사가 되었다고 해요. 내 아기와 아빠가 친밀해질 수 있는 이 멋진 기회를 놓칠 수는 없겠죠?

그리고 아빠와 관계가 좋은 아이는 사회적으로 성공할 가능성이 매우 크다고 해요. 이건 영국 옥스퍼드 대학이 50년에 걸친 연구로 밝혀낸 사실입니다. 태교를 잘했더니 아이와 관계도 좋아지고, 훗날에는 성공하는 사람으로 키울 수 있는 일거양득(一擧兩得)을 경험할 수 있다니, 이렇게 좋은 태교가 있을까요?

아빠가 할 수 있는 최고 태교는 엄마를 편안한 상태로 만들어주는 것이라는 말이 있습니다. 함께 동요를 부르고, 그 노랫말을 태담으로 들려준다면 엄마 아빠와 아기의 감정은 사랑으로 풍부해지고 더욱 깊어지겠죠?

엄마 아빠의 목소리를 통해 들려오는 동요는 우리 아기를 심리적으로 건강하고 평온하게 키워나가는 최고의 선물이라고 할 수 있습니다. 매일은 어렵더라도 일주일에 한두 번은 꼭 부부가 함께 태교하는 특별한 시간을 가져보도록 노력해 보세요.

▷ **세 번째, 동요는 태교 루틴 만들기에 최적화되어 있어요.**

매일 열심히 태교하겠다는 결심이 무색할 만큼 바쁘고 정신없는 일상에서 태교를 꾸준히 실천한다는 것은 쉽지 않은 일입니다. 내 주변 환경은 그대로지만 임신으로 인해 엄마들은 많은 신체적·심리적 변화를 겪게 되니, 이 시기가 혼돈의 시간으로 느껴질 수도 있습니다. 내 아기에게 최고의 것을 해주고 싶은데, 정말 좋은 태교를 해주고 싶은데…. 이런저런 상황에 제대로 태교에 전념하지 못하게 되면서 마음엔 부담과 미안함만 늘어가게 되죠.

저 역시 임신 기간 힘든 상황들이 참으로 많았습니다. 그럼에도 여러 시행착오를 겪은 끝에 음악 태교 루틴으로 태교에 전념할 수 있었습니다. 다른 태교는 어렵고 접근하기도 쉽지 않고, 의지력도 약하고 저질 체력인 제가 감당하기엔 부담스러웠는데, 동요로 하는 음악 태교는 '태교 루틴'을 만들기에 아주 적합했습니다.

동요는 쉽고, 짧고, 재밌어서 마음의 진입장벽이 낮기에 일단 가볍게 바로 실행할 수 있었죠. 아무리 좋은 태교라 할지라도 부담스럽거나 어려우면 쉽게 시도할 수 없는 법!

동요는 저와 같은 은근히 게으른 사람도 꾸준히 태교를 실천할 수 있게 해주었습니다. 동요를 듣고 따라 부르다 보면, 그 속에 담긴 메시지가 너무나 예쁘고, 사랑스럽고, 새롭고 신기해서 마음에 촉촉한 감성이 발 도장을 콕콕 남기고 가거든요. 이러한 동요의 매력에 태교를 의무가 아닌 내 하루의 당연한 습관으로 여기게 되었습니다.

   몇 분으로 하루에 한 번, 혹은 두세 번, 아침과 점심, 저녁 중에 가장 편한 시간을 만들어 태교 루틴을 계획하고 실천해 보세요. 이 작은 실천들이 모여 임신 기간 동안 엄마와 아기를 건강하게 지탱해 주고 성장하게 하는 보람된 태교의 시간이 될 거예요.

음악 태교의
놀라운 효과

음악 태교는 엄마와 태아, 두 존재에게 어떤 효과가 있을까요?

▷
첫 번째, 음악 태교는 예민해진 엄마의 몸과 마음이 편안해져
태교에 전념할 수 있게 도와줍니다.

임신으로 엄마의 몸과 마음은 임신 전과는 완전히 달라집니다. 날이 갈수록 체형도 달라지고, 입맛도 기분도 하루에 몇 번씩 바뀌기도 하지요.
"뱃속의 생명체에게 가장 크게 영향을 주는 요인이 엄마가 받는 스트레스로 알려져 있다. 엄마가 스트레스 받을 때 분비되는 호르몬은 태반을 통해 태아에게 그대로 전달된다. 이는 태아의 성장을 저해하고, 특히 뇌 위축

과 같은 치명적인 결과를 가져올 수 있다는 분석이다. 태내에서 스트레스가 빈번하게 반복될 경우 자폐증과 같은 정신 신경 장애나 소아 당뇨병 같은 증상이 아이에게 발생할 수 있다고 한다."[*]라는 연구 결과를 통해서도 알 수 있듯이, 엄마가 스트레스를 받지 않는 것이 태내 환경을 위해 얼마나 중요한 것인지를 깨닫게 됩니다.

"임산부의 정서에 영향을 미치는 것으로 음악적 중요성을 들 수 있는데, 임산부가 어떤 음악을 듣느냐에 따라 그 음악에서 어떤 감정을 느끼고 행복해하느냐에 따라서 태아가 영향을 받는 것이다."[**]

"임산부는 음악을 통해 불쾌한 감각을 느끼지 않을 수 있으며, 음악은 임산부의 심박 수, 혈압, 체온, 호흡에 영향을 미치고 뇌파를 느리게 하여 평준화시킨다."[***]

"임산부 면역기능의 촉진, 공간·감각을 변화시켜 기억력과 학습력을 강화시켜 주고, 인내심을 키우고 음악에 대한 무의식적인 감수성을 높이고, 임산부의 안정감과 행복감을 증진시키게 하며 소화를 촉진시켜 준다."[****]

---

[*]   〈태아 성장 보고서〉, KBS 첨단보고 뇌과학 제작팀, p.56
[**]   〈태교 음악의 정착과 보급에 관한 연구-음악이 태아에게 미치는 영향을 중심으로〉,
         1995, 이은경, p17-18
[***]   〈태교 음악 유아 음악〉, 김형주와 김군자, p.12
[****] 〈위 전게서〉, 최영옥, p.67-68

이처럼 음악 태교는 일상의 스트레스를 늘 피해 갈 수 없는 상황 속에서 엄마의 몸과 마음이 최대한 편안해지도록 돕습니다. 어떠한 상황 속에서도 엄마가 안정감을 느껴야 태아가 건강하게 잘 자랄 테니까요. 태교의 목적은 엄마를 최대한 편안하게 하면서 안정감을 느끼고 유지하게 하는 것이라고 생각합니다. 탯줄로 연결된 두 사람은 함께 느끼고, 생각하고 교감하며, 같은 것을 먹고 마시기에 엄마의 신체적, 정서적, 심리적인 상태가 정말 중요해요. 그렇기에 음악 태교는 임신 기간 동안 엄마가 안정된 상태에서 태교에 전념할 수 있는 좋은 통로가 된다고 생각합니다.

▷ 두 번째, 음악 태교는 태아의 정서, 지능, 감수성, 뇌 발달, 사회성, 사고력, 집중력 등 발달단계에 유익한 도움을 줍니다.

"음악은 엄마를 통하여 태아에게 엔도르핀 증가와 스트레스에 관련된 호르몬의 분비를 조절하고, 기억·학습 능력을 강화시키며 인내심을 키우고, 무의식중인 감수성을 높이며 안정감, 행복감을 증진시킨다."*****

"음악을 통해서 다양한 소리, 언어 등을 처음부터 끝까지 섬세하고 주의

***** 〈부부 태교 280일〉, 정난주 과장 감수, p.72

깊게 들을 수 있는 것이 무엇보다도 집중력 발달과 지적 발달을 위한 최고의 프로그램이 될 수 있다. 태내의 아기에게 음악을 들려주면 청각을 자극하고, 태어나서 음악에 긍정적인 반응을 한다는 사실이 과학자들에 의해 밝혀졌다. 태아의 뇌파를 조사해 보면, 평온하고 기분 좋은 소리가 들리면 몸에 좋은 알파(α)파가 나오고, 귀에 거슬리는 소리가 들리면 몸에 해로운 베타(β)파가 나온다는 사실이 입증되었다. 알파(α)파는 갖가지 호르몬 분비를 촉진시켜서 뇌 발육을 돕는 환경으로 바뀌고, 음악을 들으면 뇌는 이러한 알파(α)파가 주도하는 환경으로 바뀐다."*

"태아 때 좋은 음악을 많이 들었던 아기는 지능 발달이 빠르고 감수성이 풍부하고 정서적으로 안정되어 있다. 건강하며 적극적이고 사회성이 발달되며 또한 사고력과 집중력도 향상되고 소리에 대한 감각도 발달한다. 태내에서 음악을 들려주면 음악은 소리의 진동으로 태아에게 전파되어 음악을 듣고 자란 태아가 음악을 듣지 않고 자란 태아보다 뇌 기능이 더 잘 발달하고, 선천적 지능개발과 성격 형성에도 영향을 끼친다는 것이다."**

음악 태교는 막연히 태아에게 좋을 것이라는 추측이 아닌 과학적으로 증명된 사실입니다.

---

* 〈태교 음악이 유아에게 미치는 영향 연구〉, 2009, 김보민, p.14
** 〈태교 음악에 있어서 태아와 임산부에게 미치는 영향에 관한 연구〉, 2015, 이주영, p.9

열 달이라는 시간 동안 태교만 잘해도 우리 아기의 삶이 달라질 수 있다면 이 귀한 시간을 허투루 보낼 수 없겠죠? 태교는 한 사람의 인생을 바꿉니다. 그 위대한 사명이 엄마 아빠인 우리에게 주어져 있습니다.

▷
세 번째, 음악 태교는 임산부의 순산을 돕습니다.

음악 태교는 태아의 신체, 정신적 성장뿐만 아니라 임산부의 순산까지 돕는 긍정적인 역할을 합니다.

"음악이 단지 심리적이고 정서적인 면에만 좋은 영향을 주는 것뿐만 아니라 생리적으로 호흡의 수·혈압·맥박과 같은 심장혈관에 변화를 주고, 자극에 대한 감수성의 역치를 낮추어 주며 피로 시기를 늦추기도 한다. 이러한 심리적·생물적인 영향력을 지닌 음악은 몸 안에 깊숙이 도달하여 치료에 가장 좋은 매체로서 제 역할을 다 한다. 또한 음악은 임산부의 정서 생활에 깊은 영향을 줄 뿐 아니라 출산의 고통을 감소시키는 엄청난 역할을 한다."***

"진통과 분만 과정 동안 음악을 들려주어 리듬적인 호흡을 하도록 돕고,

*** 〈태교 음악이 임산부의 자연분만에 미치는 효과〉, 박혜진, p.17

음악의 긍정적인 결합을 꾀하여 신체의 이완을 돕는다. 불안으로 긴장되고 있는 몸을 이완시키고, 몸의 호흡과 같은 음악을 통해 이완과 호흡을 하는 훈련을 하도록 만든다. 음악으로 시각 초점을 모아 주고, 정확한 호흡을 하도록 도와준다. 긴장 상태보다 더욱 이완된 자세를 취하도록 해주고, 주위를 음악에 집중시켜 그들의 마음을 고통에서 벗어나게끔 하여 출산을 돕는다. 출산의 고통을 줄일 수 있는 음악의 힘은 정말 대단한 것이다."*

이러한 논문과 책의 내용에서도 볼 수 있듯이, 음악 태교는 출산 시 두렵고 경직되기 쉬운 임산부에게 심리적 안정감을 주고, 진통을 줄여 주어 순산을 돕습니다. 실제로 많은 임산부가 태교하며 들었던 음악들을 진통 중에 배경음악 삼아 들으며 출산을 한 사례들이 매스컴에 자주 소개되기도 했었습니다. 진통 시 음악을 듣는 이유에는 "태교 때 자주 들었던 음악을 들으면 긴장이 풀어지고, 진통도 덜해지는 것 같고, 아기도 태중에 듣던 음악을 들으면 좀 더 편안하게 태어날 것 같아서"라는 의견이 많았습니다.

음악 태교로 임신 기간 꾸준히 태교를 실천하며 몸과 마음의 평온함을 유지한다면 분명 순산의 기쁨을 누리실 것으로 생각합니다.

---

* 〈음악 속에 숨은 의학〉, 임은희, p.195~196

음악 태교 시크릿 가이드 I

초보 맘
〈하루 10분, 기적의 음악 태교〉
3단계 플랜

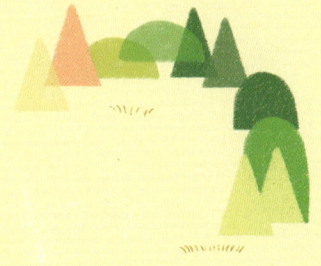

어떻게 음악 태교를 해야 하는지 궁금하시다고요?

〈하루 10분, 기적의 음악 태교〉 3단계 플랜만 잘 따라 하시면, 쉽고 유익한 음악 태교를 경험하실 수 있습니다.

자, 그럼 이제 시작해 볼까요?

1단계, 아기와의 약속 시각 정하고 지키기

먼저 일과 중 나와 아기를 위한 태교 시간을 따로 정해 보세요. 온전히 아기에게 집중할 수 있는 짧지만 가장 적합한 약속 시각을 정합니다.

다이어리나 달력, 포스트잇 메모지 등등, 내가 자주 볼 수 있는 곳에 '○시 ○분, ○○와의 음악 태교 시간'이라고 표시해 둡니다. 매일 규칙적으로 태교를 실천하기 위해서는 구체적으로 시간 계획을 하는 것이 좋습니다. 급하지는 않지만 매우 중요한 일이기에 우선순위에서 밀려나지 않도록 시간 약속을 잘 지켜주세요.

약속 시각을 정했다면 "아가야, 엄마랑 아빠가 이 시간에는 꼭 너와의 밀도 높은 시간을 보낼 거야. 아무리 바빠도 너와 보내는 시간이 가장 중요해. 이 시간이 너무 기다려져."라고 아기에게 부드럽게 속삭여 주세요.

2단계, 음악 태교 워밍업

　가장 안정감을 느끼는 장소에서 편안한 자세로 앉아 보세요. (시끄럽지 않고, 조용한 곳이면 더욱 좋습니다.)

　그리고 두 눈을 감고 천천히 숨을 들이마시고 내쉬기를 세 번 반복합니다.

　호흡을 정돈한 후 눈을 천천히 뜹니다. 양 손바닥을 따뜻하게 비벼 준 후 배를 부드럽게 쓰다듬어 줍니다. 우리만의 시간이라며 아기에게 신호를 보내는 것이죠.

　이제 아기와 만나는 이 특별한 시간에 집중해 봅니다.

3단계, 음악 태교 실전

1. QR코드에 접속해 해당 음악을 듣습니다.

　책의 주제마다 해당 곡의 QR코드가 있습니다.

　스마트 폰으로 QR코드에 접속하시면 〈하루 10분, 기적의 음악 태교〉에 수록된 전곡을 감상하실 수 있어요. 눈으로 노랫말을 유심히 살펴보며 음악에 귀 기울여 보세요.

2. 노랫말을 음미하며 아기에게 불러줍니다.

다시 한 번 음악을 틀고, 노랫말에 담긴 의미를 생각하며 우리 아기에게 불러주세요. 음정, 박자가 서툴러도 괜찮습니다. 아기에게는 엄마 목소리가 최고의 선물이에요!

우리 아기가 귀를 쫑긋, 엄마의 노래를 행복하게 들을 거예요.

3. 마음에 와 닿는 노랫말을 써 보거나 전체 노랫말을 필사해 봅니다.

노래를 듣고 불러주며 마음에 와 닿는 부분을 필사해 보세요. 시간적 여유가 되신다면 전체를 필사하는 것도 아주 좋습니다.

그리고 노래를 듣고 불러주며 들었던 감정이나 생각들을 기록해 보세요. 아기에게 하고 싶은 말들을 글로 남기는 것도 좋습니다.

책 100% 활용하기

이 책에는 임신 정보를 담은 저의 임신 에피소드와 곡을 이해할 수 있는 창작배경이 곡마다 담겨있습니다. 단순히 감상에만 그치지 않도록 곡을 활용할 수 있는 방법과 작은 미션들이 있어서 다양한 태교 활동을 돕도록 구성해 보았습니다. 잘 적용하신다면 짧은 시간 안에 알찬 태교를 체험하실 수 있습니다. 그리고 네이버 카페에 커뮤니티도 마련되어 있으니 들어오시면 다양한 교류와 정보도 공유하실 수 있어요.

* 맘스멜로디 임신 육아 출산 커뮤니티 카페 https:// cafe.naver.com, mommelody

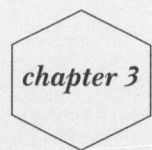

첫 태교, 너와 함께 할 모든 날, 모든 순간

아기와의 첫 만남, 안녕? 아가야!

(임신 초기)

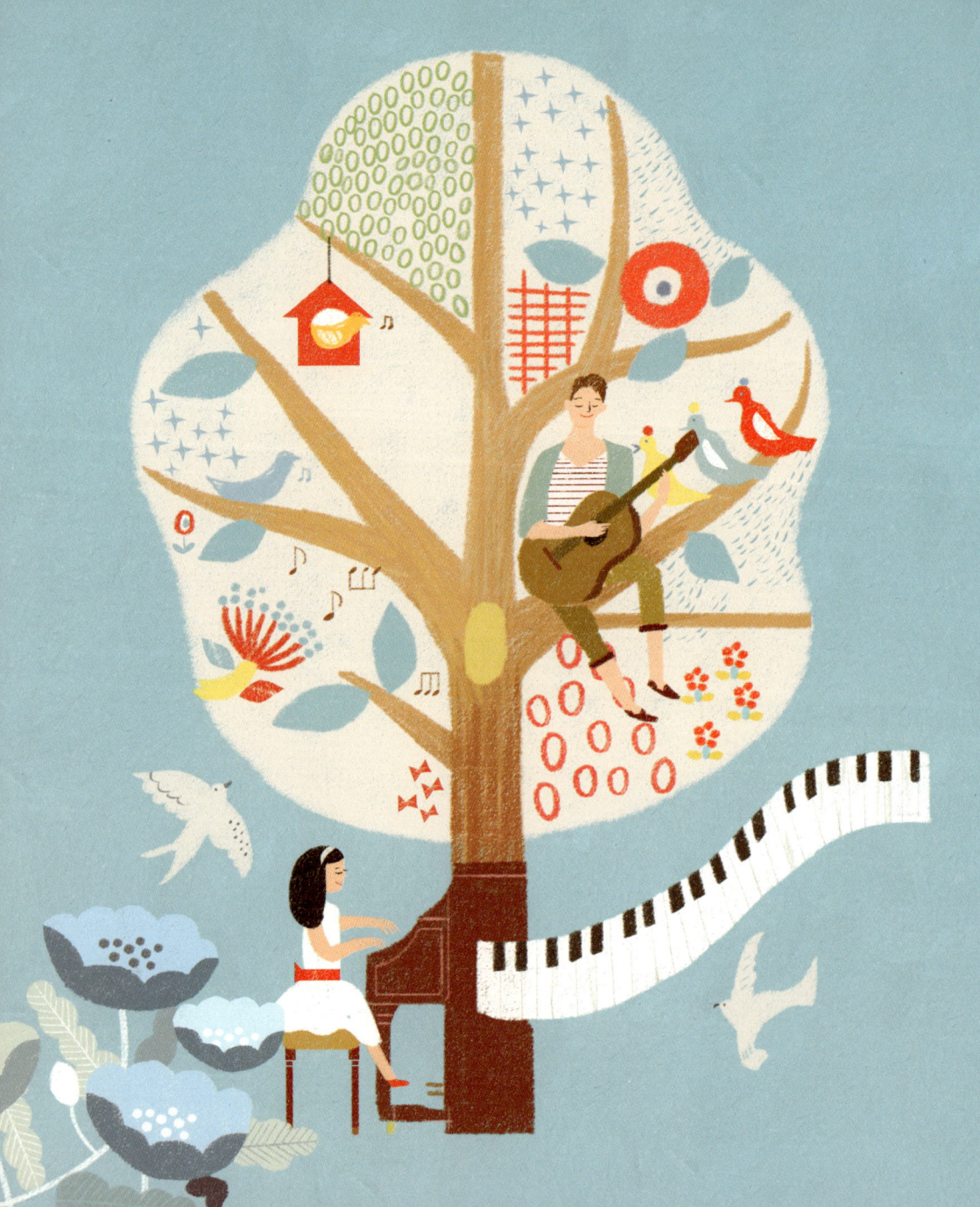

우리에게 온 널 환영해

아가에게

최유경 작사/ 작곡

아가야 우리 곁에 와 주어서
참 감사해 너무 소중해
너를 기다리는 이 시간이 참 행복해
설렌단다

따뜻한 봄비에 새싹이 움트듯
포근한 사랑으로 너를 자라게 할 거야
인내한 나무에 열매가 맺히듯
겸손한 마음으로 너를 기다릴 거야

아가야 우리 곁에 와 주어서
참 감사해 너무 소중해
너를 기다리는 이 시간이 참 행복해
설렌단다
참 감사해 설레인단다

음원 듣기

곡 해설/ 창작배경

기다리던 아기가 생기니 감사가 저절로 나왔습니다. 우리 부부에게로 오기 위해 이 지구별로 온 아기 천사에게 정말 감사했어요. 이토록 작은 존재가 내 뱃속에 심어져 자라고 있다니…. 감격스러웠고 행복함에 눈물이 났었습니다. 아기에 대한 그 고맙고 대견한 마음을 잊지 않기 위해 써 내려간 곡입니다. 그리고 아직 아기를 세상에서 만나려면 한참 남았지만, "아름답고 행복한 마음으로 삶을 살아가며 너를 기다리겠다"라는 메시지를 아기에게 전달하고 싶었고요. 임신 기간 이 노래를 부르면 힘들고 불평이 나오는 상황에서도 다시 감사한 마음을 되찾을 수 있었고, 용기를 얻을 수 있었습니다. 부드러운 8분의 6박자의 리듬에 감성적인 선율이 돋보이며 아기에 대한 감사와 설레는 마음이 뭉클하게 느껴지는 곡입니다.

곡을 이렇게 활용해 보세요/ 기대효과

우리에게로 온 소중한 아기에게 이 곡으로 작은 이벤트를 준비해 보세요. 이 지구별에 온 아기를 축하하고 환영하는 시간을 갖는 것이죠. 화려하지 않아도, 많은 사람이 함께하지 못해도, 아기와 엄마 아빠 혹은 나와 단둘

이어도 괜찮습니다. 너무나 귀하고 소중한 내 아기를 뜨겁게 환영해 주세요. 그 감동과 감격스러운 감정이 아기에게 그대로 전달될 거예요. "엄마가, 아빠가 날 이렇게 반겨 주는구나! 난 참 행복한 아이야"라며 우리 아기는 행복한 감정을 느낄 거예요.

노랫말 필사하기/ 작은 기록

1. 노래를 듣고 부르면서 마음에 와 닿는 구절들을 필사해 보세요.
   (여력이 된다면 노랫말 전체를 써 보는 것도 좋아요.)
2. 이 노래를 듣고 부르며 느꼈던 감정과 아기에게 하고 싶은 말들을 기록해 보세요. (손으로 글을 써 내려가면서 노랫말의 의미가 더 깊게 다가와 아기와 엄마의 마음이 더 풍성하고 즐거워질 거예요.)
3. 우리 아기의 태몽은 어땠나요?

☆
마음에 와 닿는
노랫말을
기록해 보아요.

☆
to. 우리 아기
_ _ _ _ _ 에게.

☆
우리 아기
태몽은….

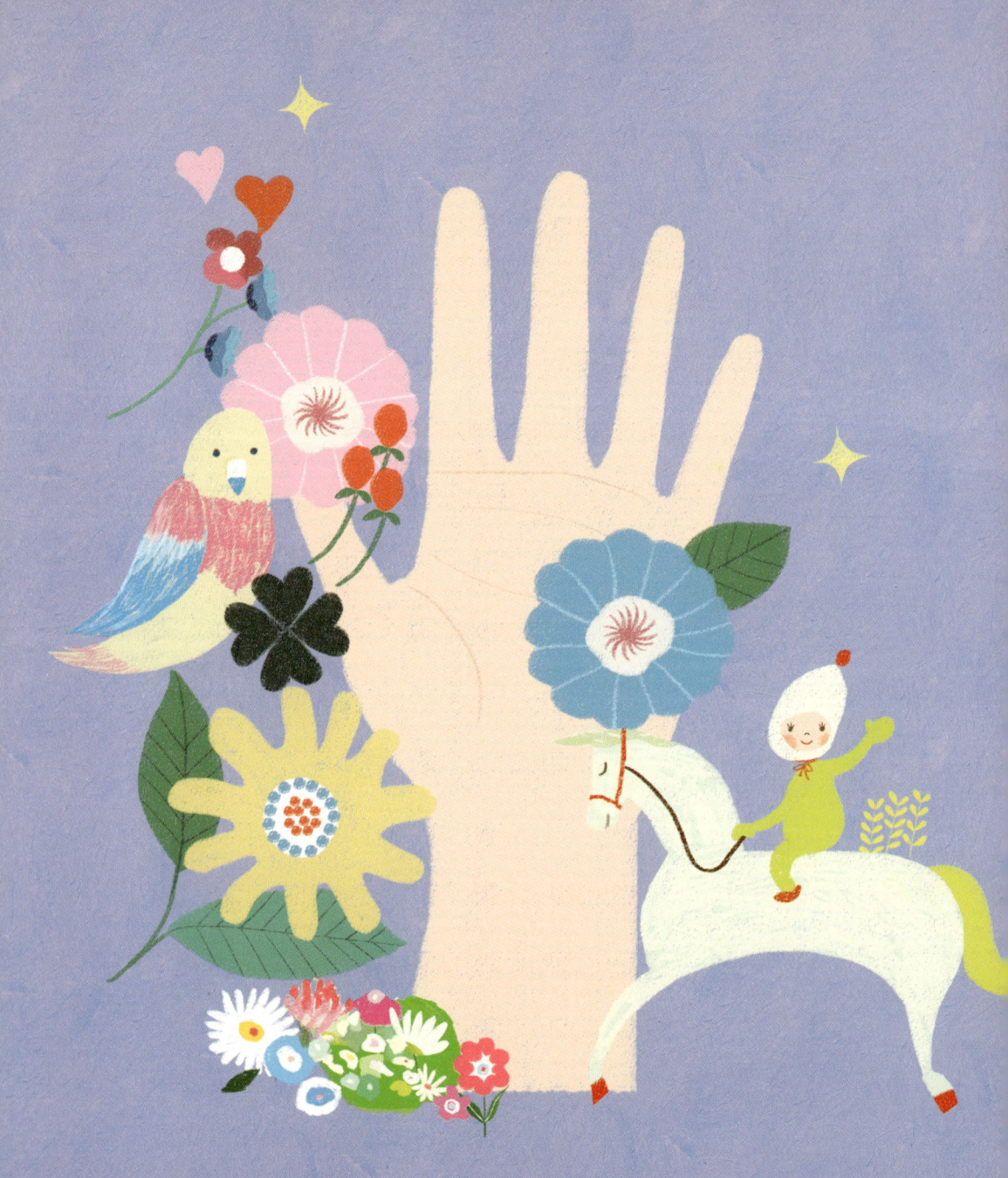

매일매일 불러줄게

안녕 Song
최유경 작사/ 작곡

안녕, 우리 아가야!*
싱그런 하루가 시작됐어
오늘 하루도 신나게 재미있게 지내자

안녕, 우리 아가야!*
모두가 너에게 인사를 해

안녕하세요, 감사해요!
행복한 하루에요
행복한 하루에요

음원 듣기

* '아가야' 대신에 아기의 태명을 넣어 부르면 더욱 좋아요.

곡 해설/ 창작배경

이 곡은 제가 임신을 하고 태중의 아기를 위해 처음으로 가사와 노래를 만들고 불러줬던 노래입니다. 많은 분이 아침에 일어나 명상이나 운동하기, 책 읽기 같은 루틴을 실천하시듯이 저도 아기와 나만의 모닝루틴 곡을 하나 만들고 싶었거든요.

이 노래는 매일 아침, 하루가 시작될 때 엄마 아빠와 아기가 인사를 하고, 세상과 인사하며 교감하는 하나의 의식과 같은 특별한 곡입니다. 아기에게 오늘도 "엄마 아빠, 그리고 아름다운 이 세상은 네가 건강하게 잘 크기를 응원한단다"라는 가슴 벅찬 메시지를 보내는 것이죠. 이 노래를 부르면 왠지 힘이 솟고 기분이 상쾌해졌습니다. 온 우주가 우리를 향해 힘찬 박수를 보내주는 것 같았거든요.

매일 아침, 우리 아기를 환영해 주세요.

곡을 이렇게 활용해 보세요/ 기대효과

아침에 일어나면 햇빛이 쏟아지는 창가로 가보세요. 세상 만물이 시작하는 하루의 첫 시간, 온몸을 감싸는 해님의 따스함을 느끼며 아기에게 먼저 인사를 해주세요. 바깥 풍경을 바라보며 아기와 함께 인사를 해보세요. 새들도 안녕! 나무들도 안녕! 하늘 위의 솜사탕 같은 구름도, 저 도로 위를 지나가는 자동차도 안녕! 바쁜 걸음으로 출근하는 아줌마, 아저씨도 안녕! 그러고 나서 〈안녕 송〉을 불러 보세요. 매일 아침, 이 노래로 하루를 열어 보세요. 기분이 상쾌해지고, 마음에 온기가 구석구석 돌게 될 겁니다. 아기와 나의 모닝루틴. 하루를 잘 지내게 해줄 기도와 같은, 마법의 주문과 같은 노래가 될 거예요.
우리 모두 좋은 하루를 보내요!

노랫말 필사하기/ 작은 기록

1. 노래를 듣고 부르면서 마음에 와 닿는 구절들을 필사해 보세요.
   (여력이 된다면 노랫말 전체를 써 보는 것도 좋아요.)
2. 이 노래를 듣고 부르며 느꼈던 감정과 아기에게 하고 싶은 말들을 기록해 보세요. (손으로 글을 써 내려가면서 노랫말의 의미가 더 깊게 다가와 아기와 엄마의 마음이 더 풍성하고 즐거워질 거예요.)
3. 우리 아기의 태명은 무엇인가요?

☆
마음에 와 닿는
노랫말을
기록해 보아요.

☆
to. 우리 아기
_ _ _ _ _ 에게.

☆
우리 아기
태명은···.

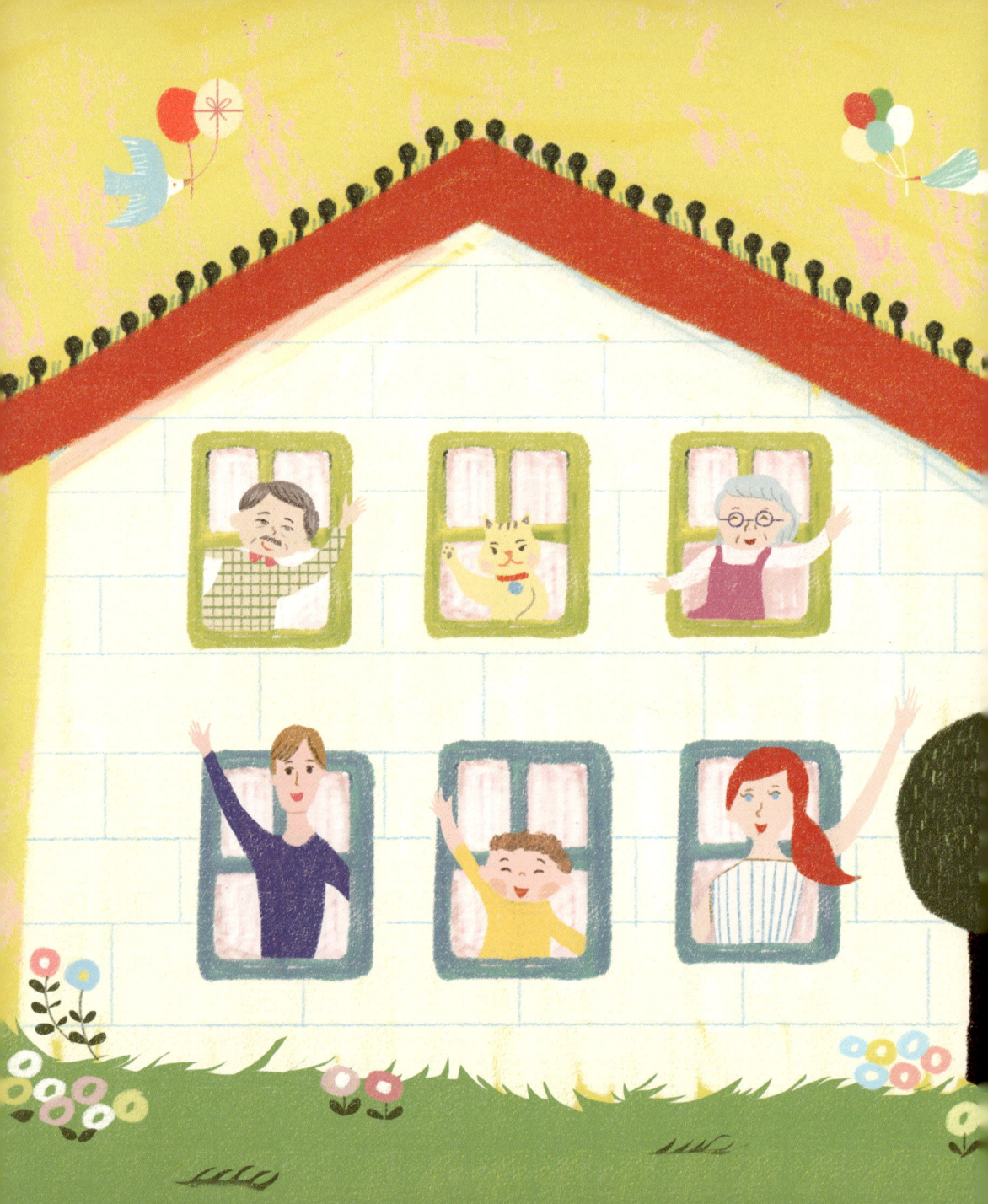

누굴 닮았을까?

엄마 도장, 아빠 도장

2015 전국병아리창작동요제 동상, 노랫말상

한은선 작사/ 최유경 작곡

외할머니 나 보면 도장이래요
웃는 얼굴 우는 얼굴 쏙 빼닮은
엄마 도장이래요

그래서 난 좋아요 내 얼굴에 엄마가 있어
그래서 난 행복해요 나는 엄마 도장

할아버지 나보면 도장이래요
자는 모습 걷는 모습 콕 찍어 놓은
아빠 도장이래요

그래서 난 좋아요 내 모습에 아빠가 있어
그래서 난 행복해요 나는 아빠 도장

음원 듣기

곡 해설/ 창작배경

<엄마 도장, 아빠 도장>은 '가족'과 '사랑'을 주제로 한 노래입니다.

가만히 생각해 보면, 이 세상에서 '아이'를 가장 사랑하고 아껴 주는 존재는 바로 엄마와 아빠입니다.

무엇을 잘하거나 예쁘게 생기지 않았어도 엄마 아빠에게는 최고의 아들 딸이고, 그 사랑에는 변함이 없지요. 그리고 조부모님이신 할머니 할아버지의 사랑 또한 크기를 잴 수 없을 만큼 크지요. 꼭 도장을 찍어 놓은 것처럼 엄마 아빠를 닮은 모습만으로도 마냥 신기하고 사랑스러워하신답니다. 사랑을 먹고 쑥쑥 자라나는 소중한 아기들의 모습을 신나는 셔플 리듬과 깜찍한 멜로디로 표현해 보았어요.

곡을 이렇게 활용해 보세요/ 기대효과

아기의 초음파 사진이 있다면, 엄마와 아빠의 아기 때(백일사진, 돌사진 등등)의 사진도 함께 준비해 보세요.

엄마와 아빠의 사랑의 결정체, 우리 아기!

노래를 듣고 따라 부르며, 우리 아기는 어떻게 생겼을까 상상해 보아요.
머리카락과 눈, 코, 입술, 앙증맞은 손과 발.
눈과 마음으로 세밀하고 생생하게 그려보며 아기에게 말을 걸어보세요.
"너무나 소중한 나의 아기야,
엄마랑 아빠를 똑 닮았을 네가 너무 보고 싶고 궁금해.
너의 보드라운 머리카락을 한 올 한 올 쓰다듬어 주고 싶고,
네가 웃으면 얼마나 예쁠까, 너의 조그마한 입술은 얼마나 앙증맞을까?
너의 손가락 발가락 하나하나까지 궁금하고 설렌단다.
할머니 할아버지도 네가 너무 궁금하대.
모두 너를 기다리고 있어.
우리 아기, 건강하게 엄마 뱃속에서 잘 자라서 만나자!
너를 너무나 사랑해!"

아직 1cm를 조금 넘긴 존재이지만, 엄마와 아빠의 목소리를 통해 전달되는 감정과 메시지는 아기를 안정시키고 행복하게 한답니다. 자기 자신을 이렇게 기대하고, 기다리고 있음을 느끼는 아기는 분명 태내에서 편안하게 잘 적응할 거예요. 엄마 아빠의 어린 시절 사진도 함께 보면서 우리 아기도 우리 중 누굴 더 닮았을까 내기도 해 보시고요. 자신의 어린 시절도 한번 떠올려보며 재미있던 에피소드들도 아기에게 들려주세요.

그렇게 이야기를 나누다 보면, 아기와의 따뜻한 교감으로 엄마 아빠는 더 애틋하고 깊어지는 사랑의 마음을 경험할 수 있습니다.

노랫말 필사하기

1. 노래를 듣고 부르면서 마음에 와 닿는 구절들을 필사해 보세요.
    (여력이 된다면 노랫말 전체를 써 보는 것도 좋아요.)
2. 이 노래를 듣고 부르며 느꼈던 감정과 아기에게 하고 싶은 말들을 기록해 보세요. (손으로 글을 써 내려가면서 노랫말의 의미가 더 깊게 다가와 아기와 엄마의 마음이 더 풍성하고 즐거워질 거예요.)

☆
마음에 와 닿는
노랫말을
기록해 보아요.

☆
to. 우리 아기
_ _ _ _ _ 에게.

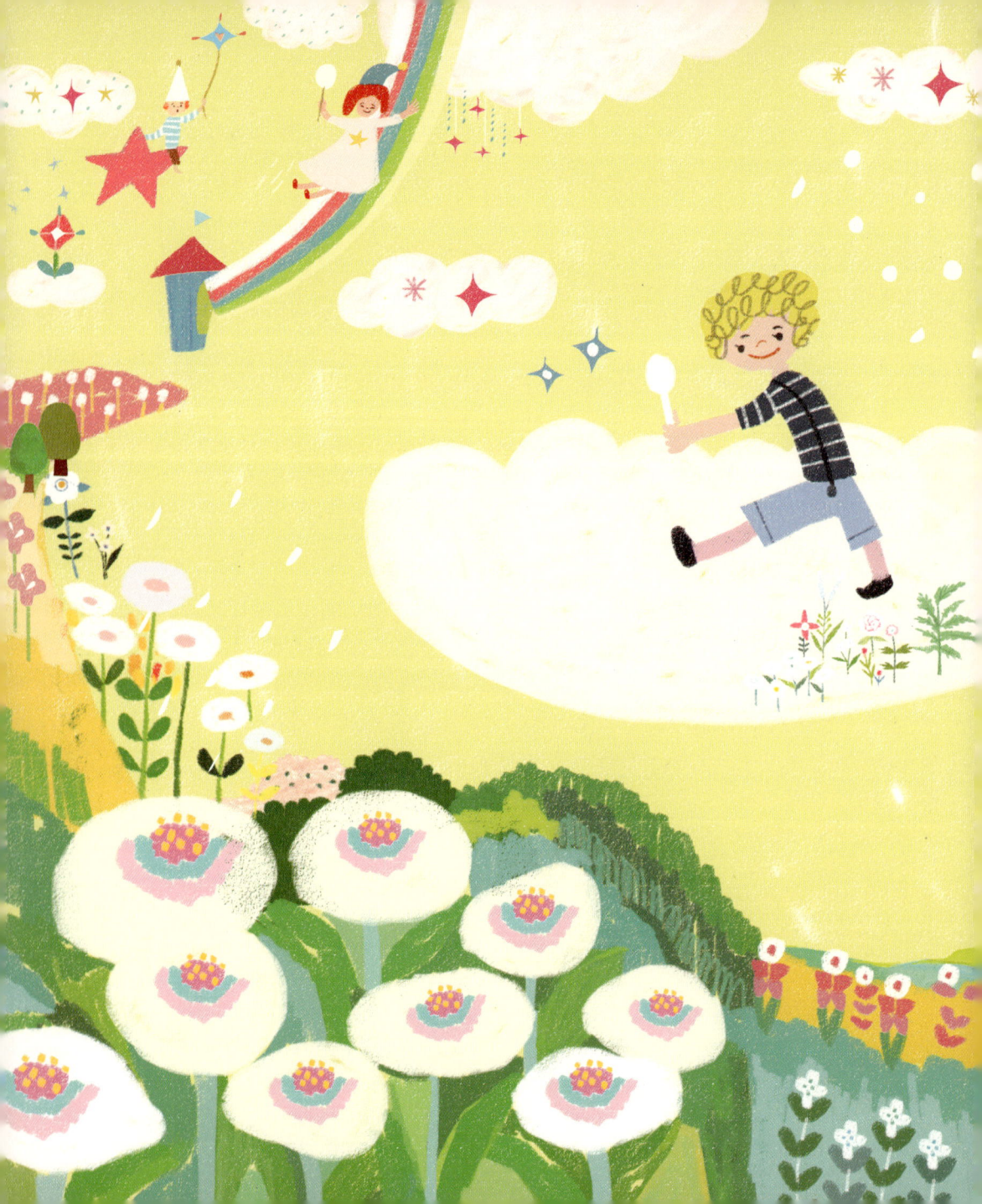

입덧으로 힘들어

어떤 맛일까

2006 성남 박태현 창작동요제 은상

최유경 작사/ 작곡

사르륵 달콤 사르륵 새콤
무지개는 어떤 맛일까?
해님은 매운맛일까?
해바라기 닮아 고소할까?

사르륵 달콤 사르륵 새콤
함박눈은 어떤 맛일까?
별님은 톡톡 터질까 궁금해요 어떤 맛일까?

징검다리 펼쳐서 하늘로 올라 가볼까?
어떤 요리보다도 맛있어 (꿀꺽)
맑은 공기 마시면 푸른 솔잎 맛이나
내 마음엔 행복 가득해

사르륵 달콤 사르륵 새콤
무지개는 어떤 맛일까?
해님은 매운맛일까?
해바라기 닮아 고소할까?

사르륵 달콤 사르륵 새콤
함박눈은 어떤 맛일까?
별님은 톡톡 터질까 궁금해요 어떤 맛일까?

음원 듣기

곡 해설/ 창작배경

이 곡은 질문을 통해 맛에 대한 다양한 표현을 해 보고, 여러 가지 맛에 대해 상상을 하면서 창의력도 쑥쑥 키워주는 노래입니다. 어린 시절에는 수많은 질문을 하고, 엉뚱한 상상과 생각을 하며 자랐었는데, 어른이 되어가면서 이런 모습이 많이 사라진 것 같아요. 이 세상은 그 어느 때보다 창의력을 중요하게 생각하는 시대입니다. 우리 아이들이 창의력과 표현력, 상상력, 호기심이 풍부한 사람으로 자랐으면 좋겠습니다.

이 곡에서는 우리 곁에 있는 아름다운 자연에 대한 호기심과 관찰력을 키워주는 데 도움이 될 수 있도록 자연을 주재료로 노랫말을 써보았습니다. 생동감이 느껴지는 리듬의 움직임과 순차적인 멜로디가 잘 어우러져 한번 들으면 계속 입에 맴도는 발랄한 느낌의 곡입니다.

곡을 이렇게 활용해 보세요/ 기대효과

임신 초기, 입덧으로 힘들고 입맛이 없을 때는 새콤달콤한 과일이 도움이 된다고 해요. 예민해진 엄마의 몸과 아기의 영양을 위해 과일을 한두 가지를 준비해서 향기도 맡아보고, 조금씩 먹어 힘을 내도록 해 보아요.

그리고 아기와 함께 상상해 보세요.

'아기야, 해님은 어떤 맛이 날까? 너무 뜨겁고 매울까? 별님은 어떤 맛이 날까? 이가 시리고 톡톡 터지는 놀라운 맛이 날까?'

이렇게 아기에게 질문도 해보고, 상상을 하다 보면 아기의 두뇌발달과 오감 자극에도 도움이 될 거예요. 지금은 입덧으로 잘 못 먹고 기운도 없지만, 앞으로 다채로운 음식들을 먹을 즐거운 상상을 하다 보면, 입덧의 시기는 어느 순간 지나쳐 있을 거예요. 입맛이 곧 돌아오는 날이 속히 오리라!!!

노랫말 필사하기/ 작은 기록

1. 노래를 듣고 부르면서 마음에 와 닿는 구절들을 필사해 보세요.

    (여력이 된다면 노랫말 전체를 써 보는 것도 좋아요.)

2. 이 노래를 듣고 부르며 느꼈던 감정과 아기에게 하고 싶은 말들을 기록해 보세요. (손으로 글을 써 내려가면서 노랫말의 의미가 더 깊게 다가와 아기와 엄마의 마음이 더 풍성하고 즐거워질 거예요.)

3. 입덧이 끝나면 가장 먹고 싶은 음식은 어떤 것인가요?

☆
마음에 와 닿는
노랫말을
기록해 보아요.

☆
to. 우리 아기
_____ 에게.

☆
입덧이 끝나면
가장 먼저
먹고 싶은
음식은….

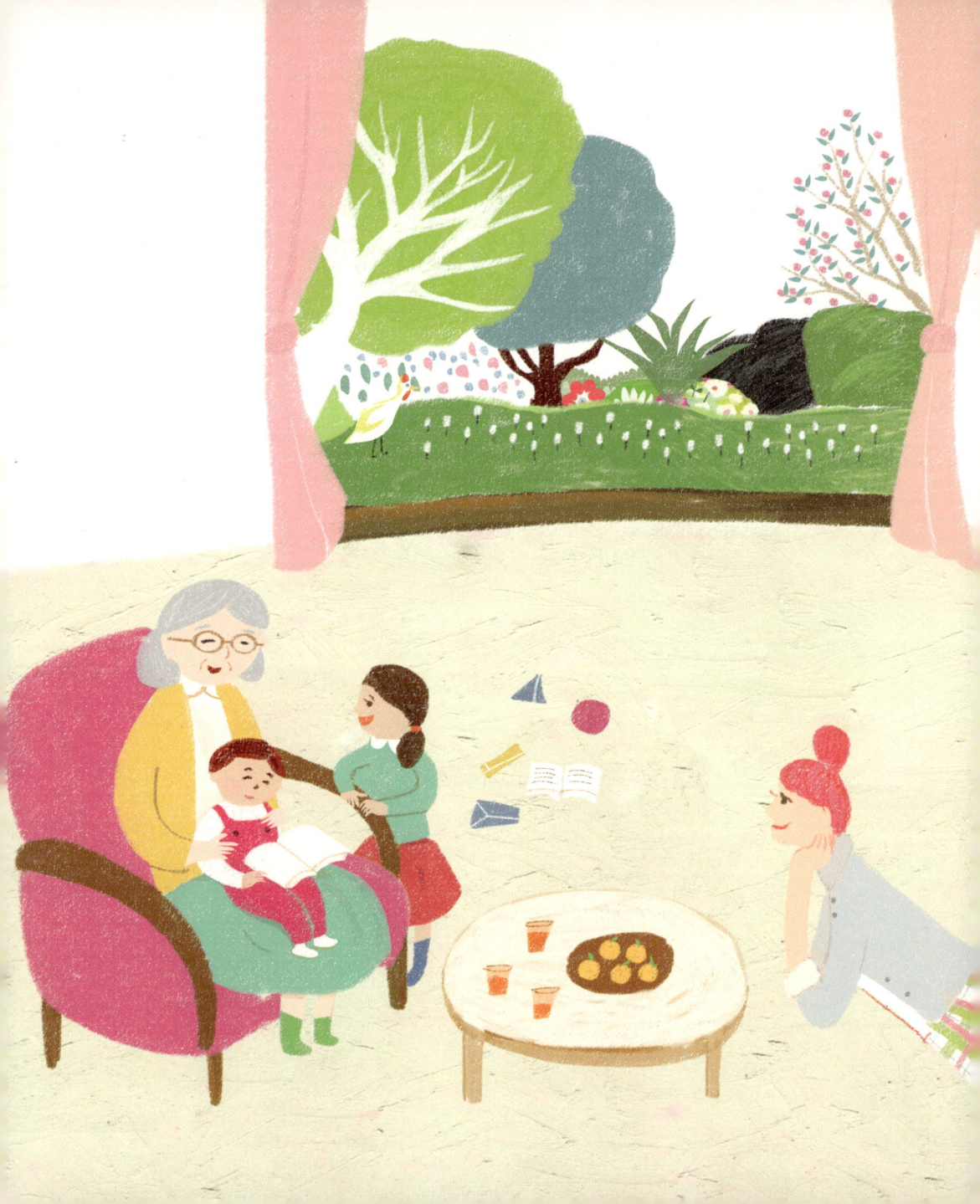

할머니, 할아버지 생각이 나

내리사랑 올리효도

2018 전국 효 창작동요제 장려상

한은선 작사/ 최유경 작곡

봄 여름 가을 겨울
시간 따라 계절이 변하고
알록달록 꽃들도
피고 지고, 피고 지지만

시간이 흘러도 변함없는 부모님 내리사랑
세상을 따스하게 만드는 우리의 올리효도

주신 사랑의 힘으로
얼굴에 웃음꽃 피워드릴게요
받은 사랑의 힘으로
마음에 행복 꽃 피워드릴게요

뭉클한 내리사랑 행복한 올리효도
아름다운 우리 가족 소중한 선물이죠

주신 사랑의 힘으로 얼굴에 웃음꽃 피워드릴게요
받은 사랑의 힘으로 마음에 행복 꽃 피워드릴게요

곡 해설/ 창작배경

계절이 변하고 시간이 흘러도 변함없는 건 우리를 향한 부모님의 사랑인 것 같습니다. 그런 부모님의 놀라운 사랑과 그 사랑에 보답하고픈 마음을 담은 곡인데요, 들을 때마다 따뜻하고 깊은 감동을 주는 곡입니다.
이 곡에 등장하는 참 예쁜 단어가 있는데요, 바로 '내리사랑'과 '올리효도' 입니다. '내리사랑'은 사랑 중에서도 가장 크고 위대한 부모님 사랑을 표현한 것이고, 이에 견주어 '올리효도'라는 말을 대구 형식으로 표현한 것입니다. 늘 감사하는 마음으로 아름다운 효를 실천해 가족 간의 사랑이 더욱 깊어지고, 모두가 행복한 가정들이 되길 바라는 바람으로 쓰인 곡입니다.

곡을 이렇게 활용해 보세요/ 기대효과

임신 초기에는 아기도 엄마도 서로에게 적응하는 기간이라, 엄마의 몸이 아주 힘든 경우가 많습니다. 엄마가 되는 게 이렇게 어렵구나…. 생각하면서 자연스레 본인을 정성껏 키워주신 부모님이나 조부모님 등등에게 감사한 마음이 차오르기도 합니다. 그러한 감사한 마음을 잠시 표현하는 시간을 가져보세요. 그분들에게 짧은 메시지나 편지나 작은 선물, 음식 대접,

그 무엇이라도 좋습니다. 늘 당연히 받아온 사랑을 이제는 표현해 봄으로 써 나도 성숙한 부모, 어른이 되어가는 하나의 단계를 밟게 됩니다.
그리고 이렇게 상상해 보세요.
나도 그렇게 이제 내 아기에게 부모님에게 받은 사랑을 '내리사랑'으로 무한한 사랑을 쏟게 되고, 아기도 장성하여 언젠가 그 고마움을 표현하고 감사해하는 '올리효도'로 정말 행복한 삶을 살겠구나…. 라고요. 아마, 가슴이 벅차오르고 힘찬 기운이 나게 될 거예요. 세상에 모든 것은 쉽게 사라질지 몰라도, 사랑은 서로를 뜨겁게 이어주고 있기에 영원하고 살아갈 힘의 원동력이 되기 때문이죠.

노랫말 필사하기/ 작은 기록

1. 노래를 듣고 부르면서 마음에 와 닿는 구절들을 필사해 보세요.
   (여력이 된다면 노랫말 전체를 써 보는 것도 좋아요.)
2. 이 노래를 듣고 부르며 느꼈던 감정과 아기에게 하고 싶은 말들을 기록해 보세요. (손으로 글을 써 내려가면서 노랫말의 의미가 더 깊게 다가와 아기와 엄마의 마음이 더 풍성하고 즐거워질 거예요.)
3. 부모님께 감사한 마음을 담아 편지 써보기.

☆ 마음에 와 닿는 노랫말을 기록해 보아요.

☆ to. 우리 아기 _____ 에게.

☆ 부모님께 감사의 편지 써보기.

임신 초기 에피소드

에피소드 1. 태몽

어떤 태몽을 꾸셨나요?

　태몽(胎夢)이란 아이가 태어날 조짐을 나타내는 꿈으로, 예로부터 우리나라에서는 출산 전후의 꿈을 통해서 아이의 성별이나 장래를 풀이하였다고 해요. 큰 동물이나 식물은 남자아이, 선녀나 꽃, 비녀 등 상징물은 여자아이의 태몽으로 여겼다*고도 하지요. 태몽은 본인이 꾸거나 가족들이 대신 꾸는 경우도 많다고 해요. 제 친구는 따로 태몽을 꾸지 않았다고도 하고, 어떤 친구는 본인과 양가 식구들이 비슷한 시기에 꾸기도 했다고 하더라고요. 저 같은 경우는 제가 직접 꿨었는데, 아주 귀여운 하얀 강아지와 새끼 북극곰이 나와서 방긋방긋 웃는 꿈이었어요. 그 털도 너무 보드랍고 풍성하고 사랑스러워서 꿈을 꾸는 동안 기분이 너무 좋았어요. 세월이 많이 지났는데도 그때의 태몽은 생생하게 제 기억 속에 남아 있어요. 지금 제 아이는 그 태몽답게 웃는 미소가 참 멋진 아이로 성장해 있답니다.

---

* 　네이버 지식백과

에피소드 2. 태명

아기의 태명을 지으셨나요?

태명(胎名)이란 어머니 뱃속에 있는 태아를 부르는 이름이며, 순우리말로 '베넷 이름'이라고도 합니다.* 아기가 생기면 엄마 아빠들이 태명을 짓느라 바빠집니다. 열 달의 임신 기간에 부를 우리 아기의 애칭을 아주 근사하고 재밌게 만들고 싶은 마음은 다들 똑같을 거라 생각합니다. 저희 부부 역시 예외는 아니었습니다. '사랑이', '튼튼이', '오복이'…. 등등, 많은 후보 중에 저희는 '기쁨이'라는 태명으로 정했습니다. 기쁨이 늘 가득해서 행복하고 건강하게 태어났으면 하는 바람을 담아서요. 태명을 지으니 아기에 대한 마음이 더 애틋해졌어요. 아침에 눈을 뜨면 제일 먼저 배를 쓰다듬고 아이의 태명을 불렀어요. "기쁨아~!", "기쁨아~!" 이렇게 부르고 나면 마음도 안정되고, 아기가 "엄마! 나 잘 잤어요!"라고 대답해 주는 것 같아서 서로 교감하는 느낌을 받았습니다. 아직 아기의 태명을 짓지 못하신 분들은 시간을 내어 어서 만들어 보세요.

김춘수의 시 〈꽃〉에서는 "이름을 불러주니 꽃이 되었다"라는 구절이 있습니다. 내가 내 아기의 이름을 불러줄 때 우리 아기는 의미 있는 존재가

---

* 네이버 어학사전

되고, 꽃이 되고 생명이 되어 아름다운 성장을 하게 될 것입니다. 아기의 태명을 지었다면 달콤한 목소리로 한번 아기를 불러 보세요. "○○아! 사랑해! 정말 사랑해!"

에피소드 3. 유전자의 힘

처음 초음파로 아기를 만난 날이 기억이 납니다.
점과 같은 작은 존재, 내 안의 생명체가 있다는 생각에 얼마나 가슴이 벅차던지요. 그리고 문득 누굴 닮았을까 무척 궁금했어요.
코는 날 닮았으면 좋겠고, 눈은 남편을 닮았으면 좋겠고…. 하면서 아기의 모습을 상상해 보았어요. 분명 저나 남편을 닮았을 텐데 말이죠!
지금 그 점과 같은 아이는 초등학생이 되었는데, 정말 저와 남편을 콕 찍어 놓은 도장과 같아요. 유전자의 힘은 정말 놀라워요.

에피소드 4. 입덧

내 몸이지만 내 몸이 아닌 듯 느껴지는 임신 초기.
이 시기에는 입덧으로 임산부들이 헛구역질과 구토증세 등의 수고로움을 겪으며, 임신한 사실을 확실히 실감하게 됩니다.

저 역시 임신 초기, 집에서 대중교통으로 편도 두 시간 거리의 학교에 강의하러 다녔었는데 너무 힘들었어요. 가만히 있어도 속이 불편하고, 냄새에도 예민해져서 어떤 날은 온종일 누워 있을 때도 있었어요. 평소에 잘 먹던 음식이 냄새조차 싫어서 식사를 잘하지 못할 때도 있었고, 제 입맛에 맞지 않았던 음식이 확 당겨서 저 자신이 너무 생소하게 느껴지기도 했어요.

옆에서 지켜보는 남편은 나름 이러지도 저러지도 못해서, 아마 본인도 나름 힘든 시기를 보냈을 거예요. 먹고 싶은 것도 눈치가 보여서 못 먹고, 매일 이것 먹고 싶다 저것 먹고 싶다 하며 요구도 많고, 기껏 사다주면 냄새 맡기도 싫다고 치워버리라고 그러니 속은 부글부글 끓었으리라 짐작합니다. 남편들의 인내심에도 큰 협조를 구해야 하는 기간인 거죠.

그리고 이때는 서로가 예민한 상태라서 부부싸움을 할 수 있는 확률이 높은 기간이라 조심해야 해요.

제 친구 중 하나가 본인의 입덧 에피소드를 들려준 기억이 납니다. 친구 역시 입덧으로 힘든 기간을 보내고 있었는데, 어느 날 저녁 남편이 치킨과 맥주를 사 와서는 그렇게 맛있게 먹고 마시더래요. 안 그래도 평소에 매우 애정하는 메뉴를 코앞에 두고도 먹지 못하는 제 친구는 화가 났고, 나도 그동안 참고 못 먹은 적이 많았다며 친구 남편은 억울함을 토로하면서 부부싸움을 한바탕했었다는 이야기를 들었던 기억이 납니다. 지금이야 웃으며 이야기하지만, 그땐 그게 그렇게 서운하게 느껴졌다고 하더라고요.

입덧 시기에는 서로를 생각하며 서운하지 않게 배려해 줄 수 있어야 한다고 생각합니다. 먹는 건 정말 기본적이면서도 중요한 부분이니 더 예민하게 반응하게 되는 것 같습니다.

지금 입덧을 겪고 있는 모든 엄마를 응원합니다. 곧 괜찮아질 거예요!

에피소드 5. 내리사랑

임신을 한 동시에 엄마라는 타이틀을 달고 보니, 자연스레 부모님의 존재에 대해 떠올리게 되었어요. 그동안 키워주신 그 수고와 헌신에 너무나 감사한 마음이 들었습니다.

우리 부모님도 나를 갖고 키우실 때 이런 마음이셨겠구나…라는 생각에 마음이 뭉클했습니다. 임신을 하니 갑자기 효녀가 된 이 기분!! 아기가 생기니 '가족'이라는 단어가 더 깊게 제 마음에 새겨지고 크게 와 닿았어요.

나는 내가 잘나서 혼자서 큰 것이 아니라 부모님의 많은 사랑과 관심, '내리사랑'으로 컸음을 깨닫기도 했고요. 철없던 제가 진짜 어른이 되어가는 기분이 들었습니다. 아기의 존재로 저는 양가 부모님께 가장 큰 효도를 한 사람이 되었습니다. 아기로 인해 귀한 부모님의 마음도 깨닫고, 그렇게 저도 부모가 되어가는 위대한 여정에 들어서게 되었습니다.

chapter 4

너의 태동이 느껴져!

(임신 중기)

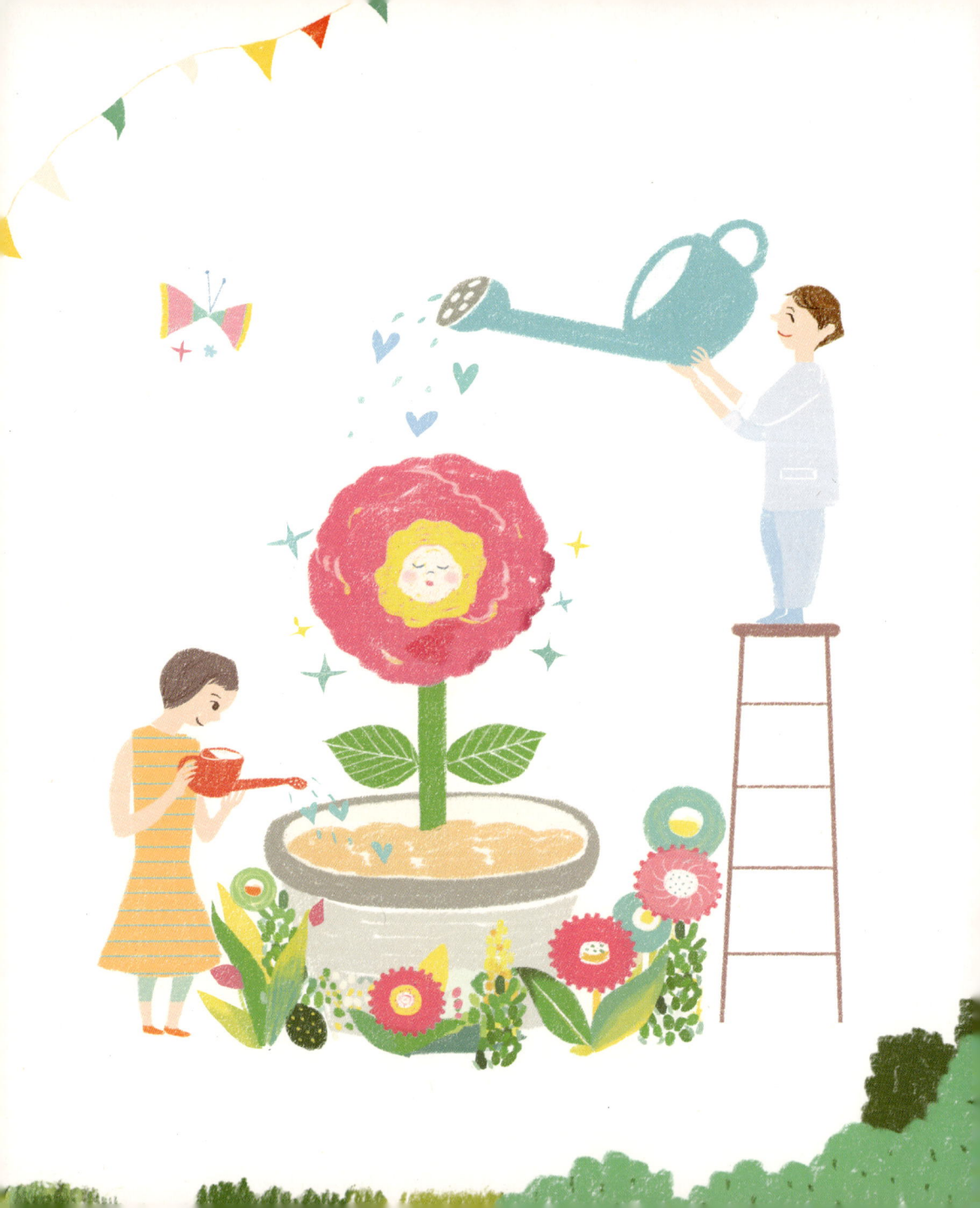

쑥쑥 크는 우리 아기

나는 사랑을 먹는 아이

최유경 작사/ 작곡

꼬르륵 무얼 먹을까?
냠냠냠 어떤 맛일까?
새콤달콤한 엄마의 사랑을 먹어볼까?

나는 사랑을 먹는 아이
몸과 마음이 쑥 자라요
나는 사랑을 먹는 아이
꿈과 희망이 으쓱 자라요

꼬르륵 무얼 먹을까?
냠냠냠 어떤 맛일까?
따끈 고소한 아빠의 사랑을 먹어볼까?

나는 사랑을 먹는 아이
몸과 마음이 쑥 자라요
나는 사랑을 먹는 아이
꿈과 희망이 으쓱 자라요

음원 듣기

곡 해설/ 창작배경

아이에게 가장 필요한 것은 무엇일까요?

저는 엄마 아빠의 '사랑'이라고 생각합니다. 그렇다면 사랑은 어떤 것일까요? 한마디로 정의하기 어렵지만, 표현해 보자면… 내 아이에 대한 세밀한 관심, 따뜻한 말 한마디, 머리를 쓰다듬는 부드러운 손길, 함께 꺄르르 웃으며 노는 시간… 등등 이 모든 것이 사랑이라 말할 수 있습니다. "말하지 않아도 알아요"는 광고에나 나오는 말이죠. 먼저 아이를 키워본 육아 선배의 경험으로 말씀드려 보자면, 아이들은 직접적으로 표현해 줘야 아는 것 같아요. 아이의 두 눈을 바라보며 "엄마 아빠는 너를 사랑하고, 아끼고, 정말 좋아한단다. 너는 우리집의 보물이야, 어떻게 이렇게 보배 같은 아이가 우리집에 태어났을까?"하고 꼬옥 안아주면 너무 좋아합니다.

아이들은 비싼 장난감을 사줬다고, 좋은 옷을 사줬다고 더 행복해 하는 것이 아닌 것 같아요. 그때 잠깐 고마워하겠지만, 결국 자신을 온전히 바라봐 주는 다정한 눈빛에 내 아이의 눈빛은 별처럼 총총 빛나고 몸과 마음이 건강하게 자라게 됩니다.

곡을 이렇게 활용해 보세요/ 기대효과

배를 쓰다듬으며 아기에게 따뜻한 말의 온도를 담아 사랑을 표현해 보세요. "아가야, 네가 건강하게 쑥쑥 잘 크고 있어서 너무 감사해! 우리 아기, 너무 장하다. 엄마 아빠는 너를 너무나 사랑해. 소중한 우리 아기야, 늘 너를 생각하고 너와 함께 하는 이 모든 순간들이 아름답고 행복하단다."

말로 표현 하는 게 어색하고 적성에 안 맞는다는 분도 계시겠지만, 자꾸 하다보면 나중엔 자연스럽게 하게 되실 거예요. 모든 게 습관이 되어야 애쓰지 않아도 물 흐르듯 나오게 되어 있습니다. 엄마 아빠가 먼저 아기에게 사랑의 말을 건내면, 아기도 엄마 아빠의 귓가에 "사랑해요"를 들려줄 날이 곧 오게 될 거예요. 그 말이 얼마나 달콤하게 들리는지 모른답니다.

노랫말 필사하기/ 작은 기록

1. 노래를 듣고 부르면서 마음에 와 닿는 구절들을 필사해 보세요.
    (여력이 된다면 노랫말 전체를 써 보는 것도 좋아요.)
2. 이 노래를 듣고 부르며 느꼈던 감정과 아기에게 하고 싶은 말들을 기록해 보세요. (손으로 글을 써 내려가면서 노랫말의 의미가 더 깊게 다가와 아기와 엄마

의 마음이 더 풍성하고 즐거워질 거예요.)

3. 지금 내가 아기에게 줄 수 있는 최고의 사랑은 무엇인지 한번 생각해 보세요.

☆
마음에 와 닿는
노랫말을
기록해 보아요.

☆
to. 우리 아기
_____ 에게.

☆
지금 내가
아기에게 줄 수
있는 최고의
사랑은…

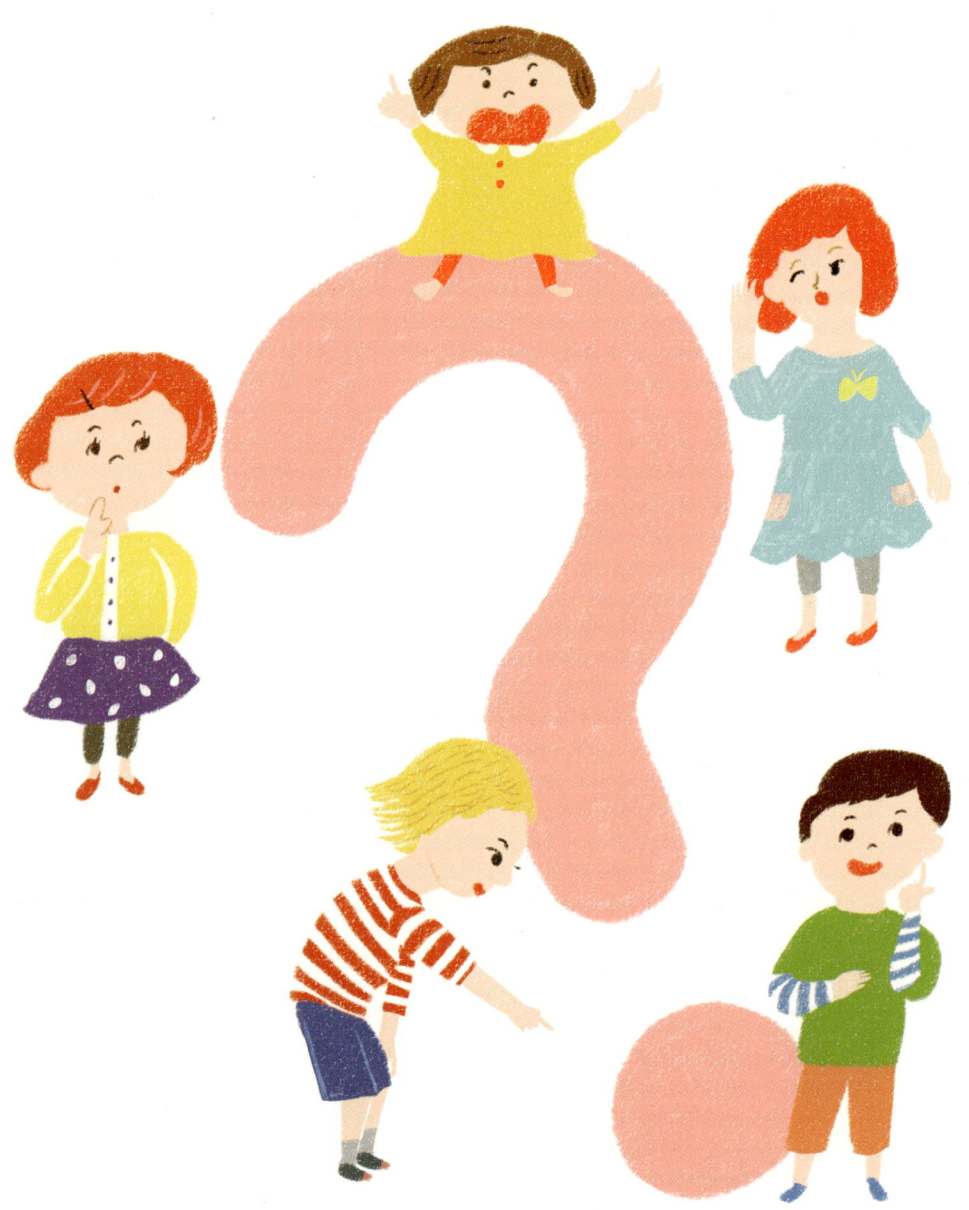

똑똑한 아기로 키우고 싶어

꼬마 생각쟁이

2016 전국 병아리 창작동요제 동상

최유경 작사/ 작곡

나는 엉뚱 발랄 꼬마 질문쟁이
여길 봐도 저길 봐도 궁금해
머릿속이 간질간질 궁금해서
엄마 따라다니며 자꾸 묻지

뭐야 뭐야 이건 뭐야 저건 뭐야?
두 눈 가득 호기심이 반짝반짝
뭐야 뭐야 이건 뭐야 저건 뭐야?
궁금한 게 정말 많은 나는 생각쟁이

음원 듣기

곡 해설/ 창작배경

아이가 자라고 말을 조금씩 배워가게 되면서, 하루 종일 어마 어마한 양의 질문을 저에게 쏟아내기 시작했어요. "엄마, 이건 모야?" "저건 모야?" 발음도 잘 안 되면서 어찌나 질문을 해대는지 어떨 때에는 신통방통하기도 하고, 어떤 날은 은근히 귀찮아지기도 했어요.

그러던 어느 날, 내가 아이의 입장이라면 어떨까? 라는 시각에서 한번 생각해 보게 되었어요. 태어나서 제 발로 걷고 만져보며 경험하는 이 모든 것이 처음인 이 조그마한 생명체는, 보이는 세상 전부가 얼마나 신기하고 놀라울까? 라는 생각을 하게 되니 아이의 질문이 위대하게까지 느껴졌어요. "그래, 너는 그렇게 질문을 통해 세상을 배워가고 있구나! 너의 질문은 너무나 타당하다!" 속으로 감탄하며 아이의 질문에 진심을 다해 답을 해 주곤 했답니다. 그때의 아이의 모습을 기억하고 싶어서 쓴 곡인데, 아이의 질문이 귀찮아질 때쯤 부르면 다시 친절한 엄마의 모습으로 되돌아가게 하는 특효 곡이었습니다.

곡을 이렇게 활용해 보세요/ 기대효과

미래의 '위대한 생각쟁이'인 아기에게 질문해 보세요.
"엄마 뱃속에서 잘 놀고 있니?", "하루 종일 뭐하고 지내니?", "넌 어떤 생각을 하고 있니?", "이 꽃의 향기는 어때?", "엄마 오늘 이 옷 입을까 저 옷 입을까?", "너의 이름은 어떤 게 마음에 드니?"
궁금한 것 무엇이든 좋습니다. 아기가 목소리로 대답을 해줄 수는 없지만, 분명 엄마에게 자신의 생각과 느낌을 전달해 줄 거예요.

노랫말 필사하기/ 작은 기록

1. 노래를 듣고 부르면서 마음에 와 닿는 구절들을 필사해 보세요.
    (여력이 된다면 노랫말 전체를 써 보는 것도 좋아요.)
2. 이 노래를 듣고 부르며 느꼈던 감정과 아기에게 하고 싶은 말들을 기록해 보세요. (손으로 글을 써 내려가면서 노랫말의 의미가 더 깊게 다가와 아기와 엄마의 마음이 더 풍성하고 즐거워질 거예요.)
3. 아기에게 궁금한 것들을 질문해 보세요.

☆
마음에 와 닿는
노랫말을
기록해 보아요.

☆
to. 우리 아기
_ _ _ _ _ 에게.

☆
아가야,
엄마 아빠는
너에 대해
이런 것들이
궁금해.

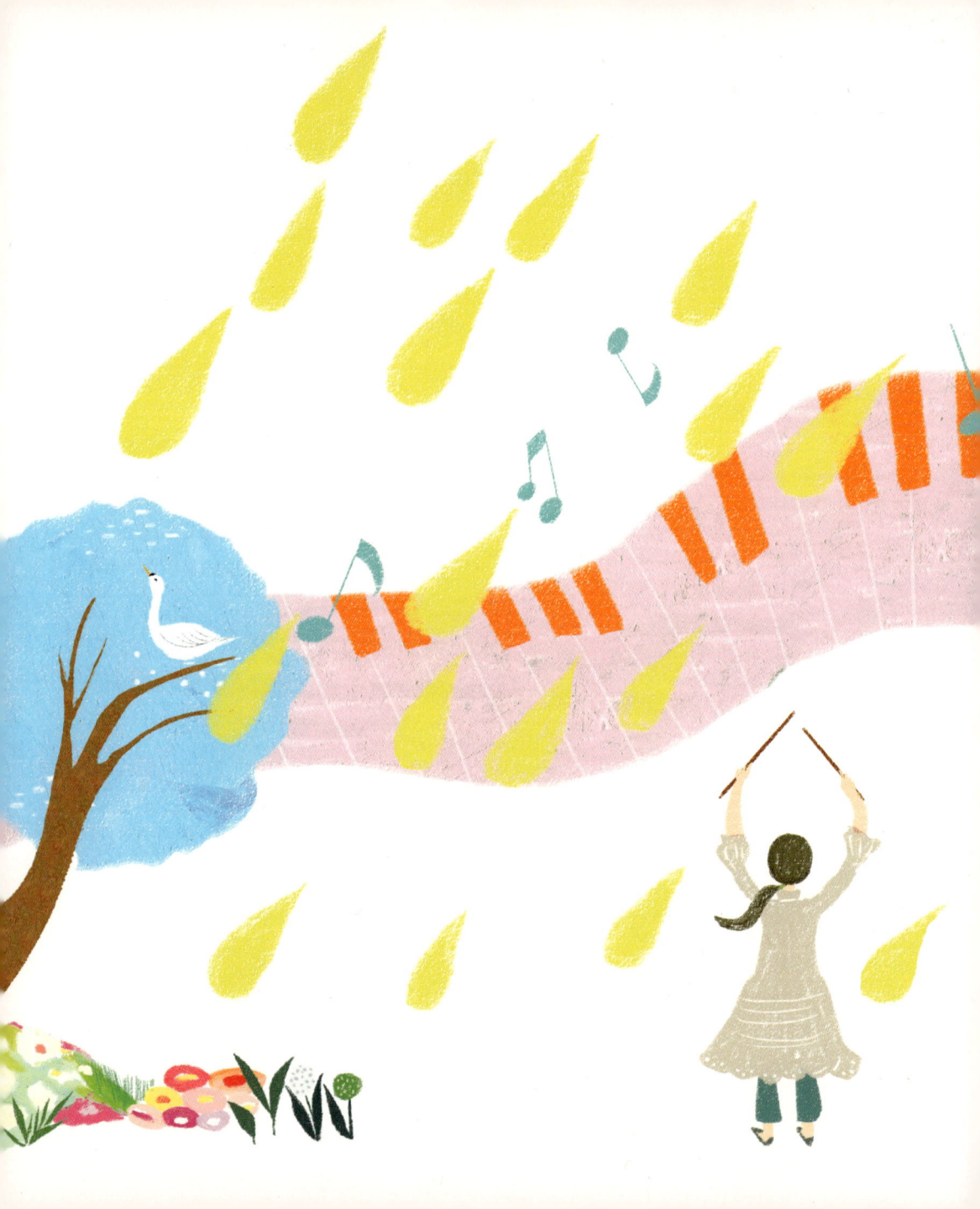

너와 함께 경험하는 자연과 계절의 변화

노래하는 소나기

2008 성남 박태현 창작동요제 우수상

최유경 작사/ 작곡

주르륵 사라락 주르륵 사라락
시원한 소나기 내리면
또롱통통 또롱통통 퍼져가는 소리
주르륵 사라락 주르륵 사라락
맑은 빗방울이 내리면
또롱통통 또롱통통 노래하는 소리

송글 맺힌 땀방울을 닦아주는 고마운 비
또롱또롱또롱 찰랑찰랑찰랑 가득하네
반짝 해님 쉬어가는 착한 마음 소나기
고운 마음 맑은 마음 모두 모아 불러봐요

주르륵 사라락 주르륵 사라락
시원한 소나기 내리면
또롱통통 또롱통통 퍼져가는 소리
주르륵 사라락 주르륵 사라락
맑은 빗방울이 내리면
또롱통통 또롱통통 노래하는 소리

노래하는 소리

곡 해설/ 창작배경

'여름'하면 어떤 생각이 떠오르시나요?

부서질 듯한 푸른 파도와 뜨거운 태양, 휴가철… 물놀이, 초록세상, 아이스크림….

저는 여름이 되면 '소나기'가 생각이 가장 먼저 난답니다. 여름이면 소나기가 자주 내리잖아요. 갑작스레 떨어지는 비에 옷이 젖고, 어디 다니기도 불편해 소나기가 내리면 볼멘소리를 하기 십상이죠. 그런데 이런 소나기를 좋아하게 된 계기가 있어요.

어느 여름날, 너무나 더운 날이 지속되고 열대야로 며칠 동안 잠을 제대로 이루지 못해 힘든 날들이 있었어요. 그날도 쩡~하게 더운 기온에 불쾌지수 100%인 날이었는데, 갑자기 하늘이 먹물 색깔로 변하더니 소나기가 시원하게 마구 쏟아지더라구요. 그때 어찌나 그 소나기가 고맙고 반갑던지!! 소나기가 내리는 풍경을 한참 동안 바라보았지요.

우르르 쏟아지던 비와 튀어오르는 물방울들이 마치 노래하는 것 같았어요.
"오늘 너무 덥고 힘들었죠? 우리가 시원하게 더위를 식혀 줄 테니 좀 쉬어요. 이 노래를 들으면 몸도 마음도 상쾌해질 거예요."

귀찮고 성가시게 느껴졌던 소나기에 대한 생각이 전환이 된 순간이었죠. 그때 그 여름의 뜨거운 열기를 청량하게, 마음까지 가볍게 만들어준 소나기에게 감사하며 만든 곡이에요.

"주르륵", "사라락", "또롱통통", "찰랑찰랑" 등의 소나기가 내리는 소리를 흉내낸 의성어가 많은 참 귀여운 곡입니다.

주거니 받거니 하며 부르는 부분도 있어서 노래를 함께 부르는 재미도 느껴볼 수도 있지요.

지금도 소나기가 내리면 아이에게 말해 주어요.

"더웠는데 소나기 덕에 너무 시원해졌어, 그치? 소나기야, 고마워 라고 말해 보자"

"소나기야, 고마워!"

그러다 보면 갑작스레 내린 소나기에게 툴툴대지 않고, 어떤 상황에서도 감사하는 마음을 배워가는 것 같습니다.

곡을 이렇게 활용해 보세요/ 기대효과

유리컵으로 악기를 만들어 연주해 보면서 과학적 원리도 들려주세요!
유리컵 몇 개를 준비해 물의 양을 다르게 채워 준비해 보세요. 물이 적을수록 높은 소리, 물이 많아질수록 낮은 소리가 난답니다. 물이 적으면 관성으로 인해 컵의 진동수가 높아져서 고음이 만들어지고, 물이 많아지면 전체적인 질량이 커지면서 관성이 상승해 진동수가 낮아져서 저음이 발생한다고 해요.

티스푼이나 젓가락으로 '주르륵', '사라락', '또롱통통', '찰랑찰랑'과 같은 의성어가 나올 때마다 살짝, 톡톡 컵을 두드려 줍니다.

"아가야 들리니? 엄마가 소나기가 내리는 소리에 맞춰 악기를 연주하고 있어. 유리컵에 물의 양을 다르게 담아서 두드리는데, 각각 다양한 소리가 나. 물을 많이 담으면 낮은 소리, 물을 적게 담으면 높은 소리가 나는 게 참 신기해. 악기가 이렇게 과학적 원리로 만들어진다는 걸 알게 되니 정말 놀라워. 악기가 이렇게 다양한 음을 내듯, 소나기가 내릴 때도 수많은 소리가 난단다. '주르륵', '사라락', '또롱통통', '찰랑찰랑' 또 다른 수많은 소리로 표현할 수 있지. 다음에 소나기가 내릴 때 우리 함께 그 소리를 들어보도록 하자. 너에게는 어떻게 들릴까?" 이렇게 아기와 대화하면서 작은 음악회를 가져 보세요. 아기도 새로운 소리에 호기심을 갖고 귀를 쫑긋 세우게 될 거예요.

노랫말 필사하기/ 작은 기록

1. 노래를 듣고 부르면서 마음에 와 닿는 구절들을 필사해 보세요.
    (여력이 된다면 노랫말 전체를 써 보는 것도 좋아요.)
2. 이 노래를 듣고 부르며 느꼈던 감정과 아기에게 하고 싶은 말들을 기록해 보세요. (손으로 글을 써 내려가면서 노랫말의 의미가 더 깊게 다가와 아기와 엄마의 마음이 더 풍성하고 즐거워질 거예요.)
3. 여름이 되면 아기와 함께 하고 싶은 일을 적어 보세요.

☆
마음에 와 닿는
노랫말을
기록해 보아요.

☆
to. 우리 아기
_ _ _ _ _ 에게.

☆
여름이 되면
아기와 함께
하고 싶은
일은….

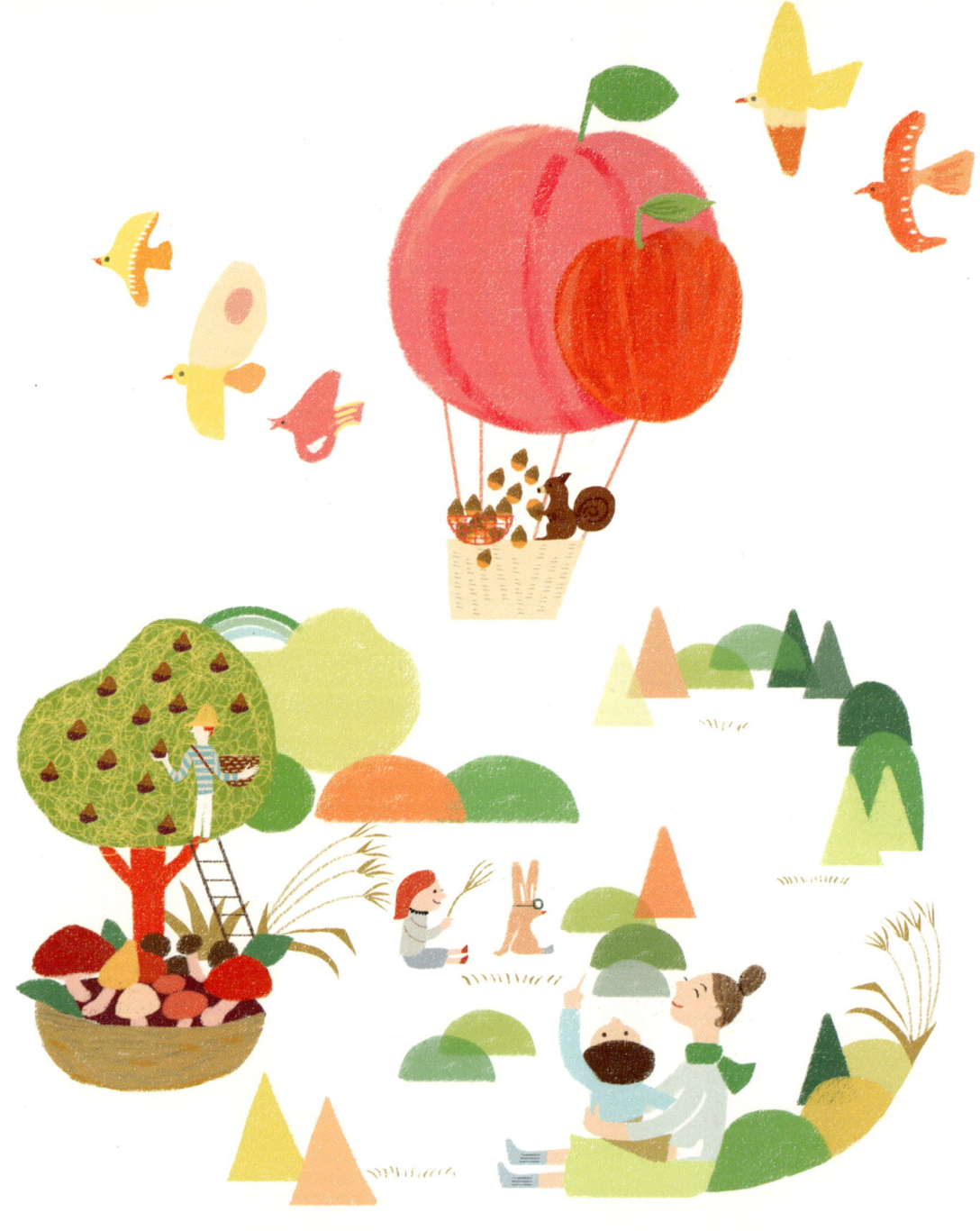

가을이 오는 소리

최유경 작사/ 작곡

예쁜 산새들 노랫소리에
내 마음엔 빨강 노랑 단풍이 들고
사각 낙엽 밟는 소리에
깜짝 놀란 노을 아가씨

황금 벼들이 익어 가는 소리에
해님 얼굴엔 싱글벙글 웃음 꽃 피고
살랑 불어오는 바람에 콧노래를 실어 보내요

가을이 오는 소리(랄라랄라)
온 세상 가득해(내마음 가득해)
가을빛 꿈들이 익어가고 있어요
고운빛 소리 모아(랄라랄라) 함께 들어봐요

가을이 오는 소리 들려오네요
가을이 오는 소리 들려오네요

음원 듣기

곡 해설/ 창작배경

오곡백과(다섯 가지의 곡식과 백 가지의 과일이 라는 뜻)가 익어가는 풍성한 계절 가을!

세상의 모든 만물이 결실을 맺고 눈부시게 찬란한 계절입니다. 농부의 구슬땀으로 일구어낸 들에는 황금빛 벼들이 익어가고, 산은 요술을 부린 듯 알록달록 단풍으로 곱게 물들어갑니다. 단풍을 닮은 노을이 내려앉은 길가에 바스락~바스락 거리는 낙엽을 밟으며 가을의 소리를 느껴보기도 하고요. 글로, 음악으로도 다 담을 수 없는 이 멋진 가을!

아이들이 이 노래를 부르며 가을을 반겨주고, 가을이 주는 선물과 같은 이 계절을 행복하게 누렸으면 좋겠다 라는 생각에 이 곡을 쓰게 되었어요.

가을 풍경의 아름다움, 넉넉함, 신비로움… 이 계절처럼 우리의 아이들이 풍요롭게, 무럭 무럭 자라고 예쁜 열매 맺는 삶이길 기도하는 마음으로 말이죠.

곡을 이렇게 활용해 보세요/ 기대효과

두 눈을 감고 가을의 풍경을 떠올려 보세요. 상쾌한 바람이 내 볼을 스치고, 온 땅의 각종 열매와 곡식들이 알차게 익어 갑니다. 주변의 모든 것이 넉넉하고 좋은 것으로 가득 차있습니다. 지금 나와 내 아기도 이런 가을의 풍요로움을 닮아 '탄생'이라는 열매가 여물어가고 있으며, 아름답게 피어날 순간을 기다리고 있습니다. 농부가 수고로이 봄, 여름을 보내고 결실의 계절을 맞이하듯 우리도, 아기도 그 순간을 기다리는 것이죠.
우리가 만나게 될 그날에는 얼마나 설레이고 가슴이 벅찰까요?
지금까지 아기를 위해 수고한 나를 한번 토닥토닥하며 말해 주세요.
"너무 잘해 왔어 ○○이 엄마! 우리 아기 키우느라 수고 많았어. 아기도 잘 크고 있고, 나도 엄마로 성장하고 있어 너무 대견해!"
이번에는 아기에게 말해 주세요.
"○○아~! 가을처럼 너를 기다린단다. 이 아름다운 계절처럼, 위대한 자연의 섭리 속에서 힘차게 엄마 아빠를 만나러 올 너를 기다리고 있단다. 이 가을처럼 단단히 여물어가렴. 몸도 마음도 생각도! 넌 정말 귀한 열매란다. 세상에서 가장 소중한 열매."
오늘도 엄마의 목소리를 들으며 건강하고 보배롭게 커갑니다.

노랫말 필사하기/ 작은 기록

1. 노래를 듣고 부르면서 마음에 와 닿는 구절들을 필사해 보세요.

    (여력이 된다면 노랫말 전체를 써 보는 것도 좋아요.)

2. 이 노래를 듣고 부르며 느꼈던 감정과 아기에게 하고 싶은 말들을 기록해 보세요. (손으로 글을 써 내려가면서 노랫말의 의미가 더 깊게 다가와 아기와 엄마의 마음이 더 풍성하고 즐거워질 거예요.)

3. 가을이 되면 아기와 함께 하고 싶은 일을 적어보세요.

☆
마음에 와 닿는
노랫말을
기록해 보아요.

☆
to. 우리 아기
_ _ _ _ _ 에게.

☆
가을이 오면
우리 아기와 함께
하고 싶은
일은….

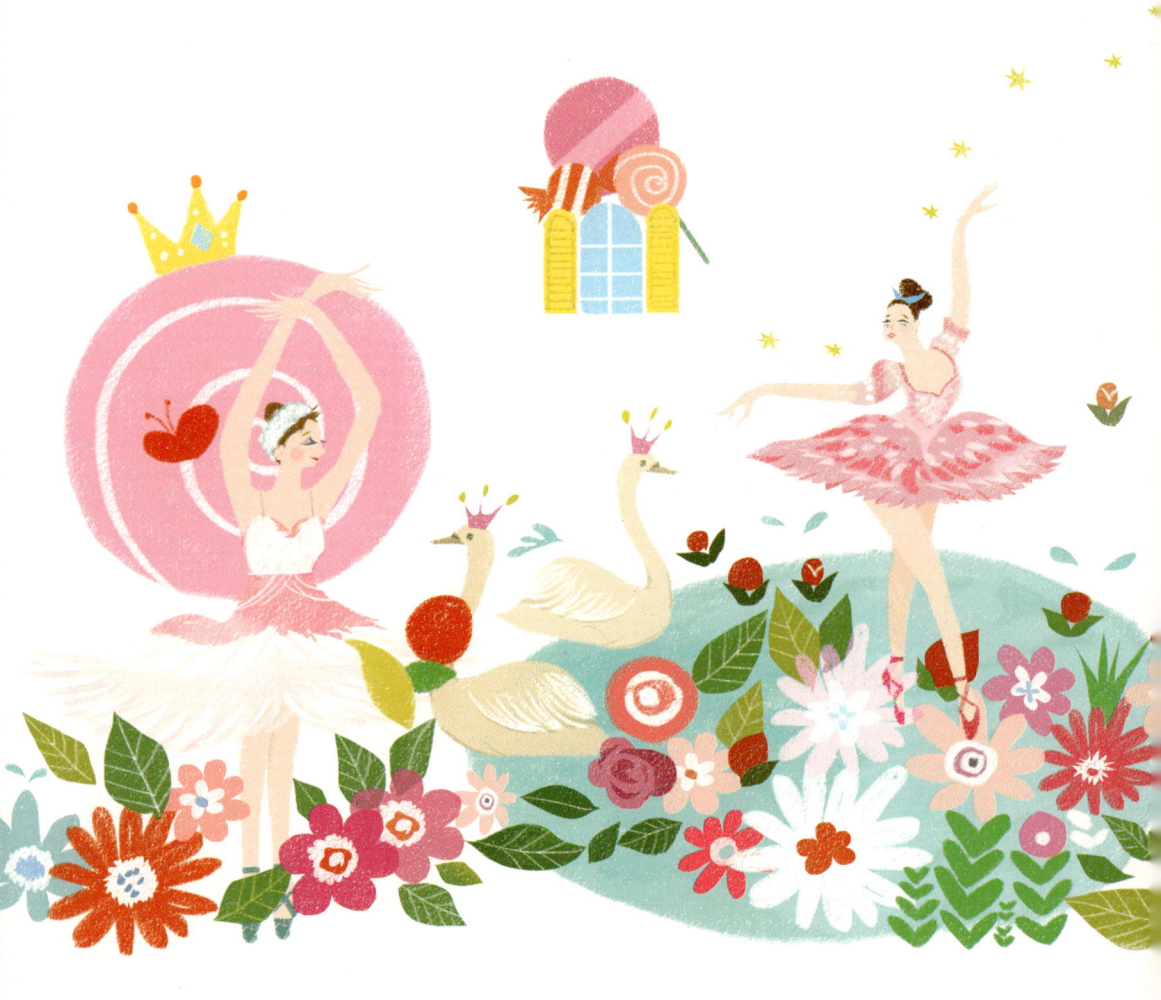

동화처럼 예쁜 노래를 들려줄게

사탕나라 요정의 춤

2020 성남 박태현 창작동요제 우수상

한은선 작사/ 최유경 작곡

하늘하늘 예쁜 드레스
사뿐사뿐 가벼운 발걸음
눈처럼 새하얀 사탕 요정이
멋지게 춤을 추어요

사르르르 달콤한 미소
안아주고 싶은 예쁜 요정
신비한 사탕 요정들이 모여
신나게 춤을 추어요

별처럼 반짝이는 눈빛
사탕처럼 달콤한 노래
꿈과 환상이 가득한 음악에 맞춰
함께 춤을 추어요
사탕 요정의 춤

음원 듣기

곡 해설/ 창작배경

겨울이 되고 크리스마스가 다가오면 차이코프스키의 발레 음악 〈호두까기 인형〉이 생각납니다. 저는 그 중에서도 '사탕요정의 춤'이라는 곡을 좋아하는데요. 이 곡처럼 신비롭고 깜찍한 동요를 만들고 싶어서 작사가 선생님께 특별히 노랫말을 부탁드렸어요. 달콤하고 신비로운 사탕나라의 요정들이 예쁜 미소를 지으며, 살랑~살랑 거리는 드레스를 입고 우아한 춤을 추는 모습이 떠오르는 곡이에요. 동화처럼 신기하고 재미난 이야기가 가득해서 상상력을 자극하는 노래!

듣기만 해도 기분이 달콤해지고, 한편의 화려한 발레 무대를 감상하는 듯한 경험을 하게 될 거예요.

곡을 이렇게 활용해 보세요/ 기대효과

쿵짝짝~ 쿵짝짝~! 리듬에 맞춰 스트레칭을 해보세요. 굳어 있는 목과 어깨, 그리고 손목을 부드럽게 살짝 돌리며 뭉친 근육들을 풀어 주세요.

발레리나처럼 예쁜 손동작을 해도 좋아요.

남편과 두 손을 맞잡고 리듬도 타 보세요.

이렇게 간단한 운동을 해도 산소 공급량이 많아져서 태아의 뇌를 활성화하는 효과가 있고, 엄마의 몸도 한결 가벼워진답니다.

노랫말 필사하기/ 작은 기록

1. 노래를 듣고 부르면서 마음에 와 닿는 구절들을 필사해 보세요.
   (여력이 된다면 노랫말 전체를 써 보는 것도 좋아요.)
2. 이 노래를 듣고 부르며 느꼈던 감정과 아기에게 하고 싶은 말들을 기록해 보세요. (손으로 글을 써 내려가면서 노랫말의 의미가 더 깊게 다가와 아기와 엄마의 마음이 더 풍성하고 즐거워질 거예요.)
3. 크리스마스가 다가오면 아기와 하고 싶은 일을 적어 보세요.

☆
마음에 와 닿는
노랫말을
기록해 보아요.

☆
to. 우리 아기
_ _ _ _ _ 에게.

☆
크리스마스가
다가오면
아기와 하고 싶은
일은….

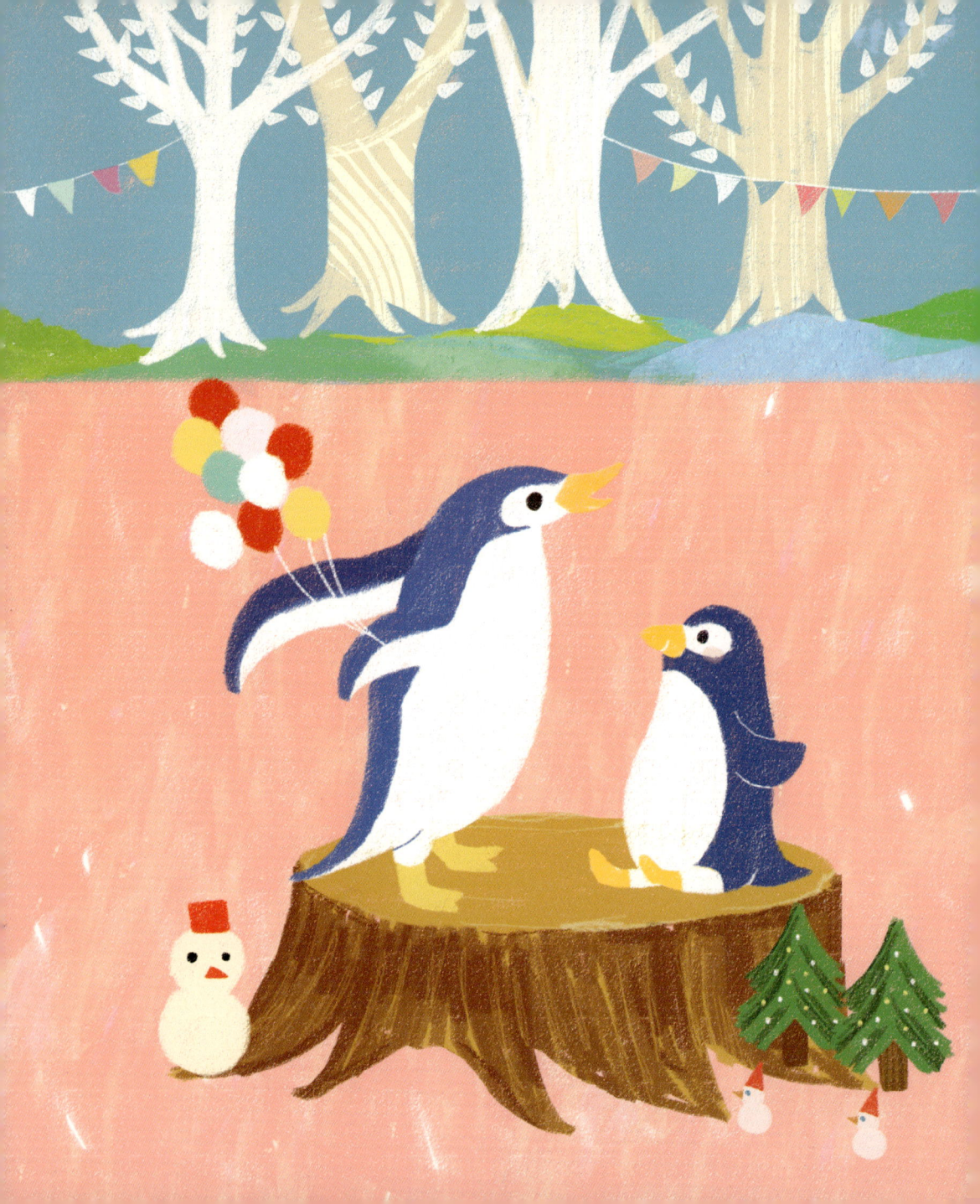

아빠는 널 이만큼 사랑해

뒤뚱뒤뚱 아빠의 사랑

최유경 작사/ 작곡

아무리 추워도 깜깜한 밤에도
아빠는 포근히 나를 품어줬어요
언제쯤 태어날까?
얼마나 예쁠까?
아빠는 두근두근 나를 감싸줬어요

나와 함께 뒤뚱뒤뚱
한 걸음 뒤뚱뒤뚱
두 걸음 하얀 눈에 새겨진 아빠의 사랑
나와 함께 뒤뚱뒤뚱
한 걸음 뒤뚱뒤뚱
두 걸음 내 마음에 새겨진 사랑

내 마음에 새겨진 사랑

음원 듣기

곡 해설/ 창작배경

TV에서 우연히 남극에 사는 황제펭귄에 대한 다큐멘터리를 보게 되었어요. 황제펭귄은 독특하게도 알을 낳자마자 엄마 펭귄이 먹이를 구하러 가고, 아빠 펭귄이 알을 품고 부화시킨다고 해요. 영하 50도~60도를 넘나드는 극한의 추위 속에서 생명을 다해 알을 품고, 태어난 새끼 펭귄을 지키기 위해 따스히 품고 있는 모습에서 정말 깊은 감동을 받았었어요. 이때 아빠 황제펭귄은 4개월 동안 음식도 먹지 않고, 잠도 자지 않은 채 알을 품는다고 해요. 모성애도 위대하지만 부성애도 이렇게 위대할 수가 있구나!!! 그때 처음 알게 되었어요. 아이들이 커가면서 어느새 아빠와 멀어지는 경우를 많이 봤었는데, 안타깝더라고요. 아빠의 묵묵하고 진한 사랑을 아이들이 꼭 기억해 주었으면 좋겠다 라는 마음에 이 곡을 만들게 되었습니다.

곡을 이렇게 활용해 보세요/ 기대효과

아기에게 아빠 펭귄이야기를 잠시 들려주세요.
"아가야, 추운 남극에 사는 아빠 황제펭귄은 새끼 펭귄이 태어날 때까지 따뜻하게 품어준대. 너무나 힘들지만 아빠 황제펭귄은 새끼 펭귄을 너무

사랑해서 목숨을 다해 그렇게 지켜준대. 아빠 황제펭귄에게 새끼 펭귄은 그렇게 귀하고 소중한 존재이거든. 너도 우리에게 그런 존재란다. 너는 너무나 소중하고 보배로운 존재야. 엄마 아빠는 너를 너무 사랑해서 우리의 모든 것을 다해 너를 지켜줄 거야. 사랑해, 우리 아기! 우리 함께 하는 이 모든 순간을 기억하자. 앞으로 더 사랑해!"

노랫말 필사하기/ 작은 기록

1. 노래를 듣고 부르면서 마음에 와 닿는 구절들을 필사해 보세요.
    (여력이 된다면 노랫말 전체를 써 보는 것도 좋아요.)
2. 이 노래를 듣고 부르며 느꼈던 감정과 아기에게 하고 싶은 말들을 기록해 보세요. (손으로 글을 써 내려가면서 노랫말의 의미가 더 깊게 다가와 아기와 엄마의 마음이 더 풍성하고 즐거워질 거예요.)

☆
마음에 와 닿는
노랫말을
기록해 보아요.

☆
to. 우리 아기
_ _ _ _ _ 에게.

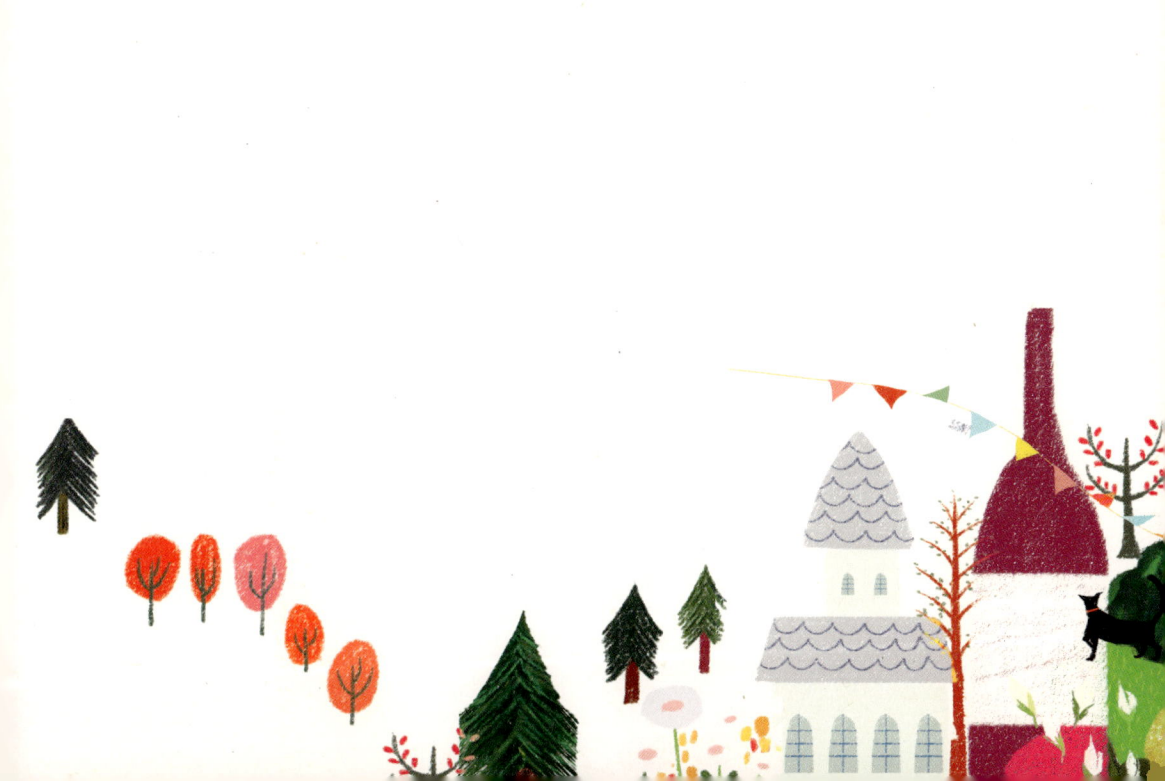

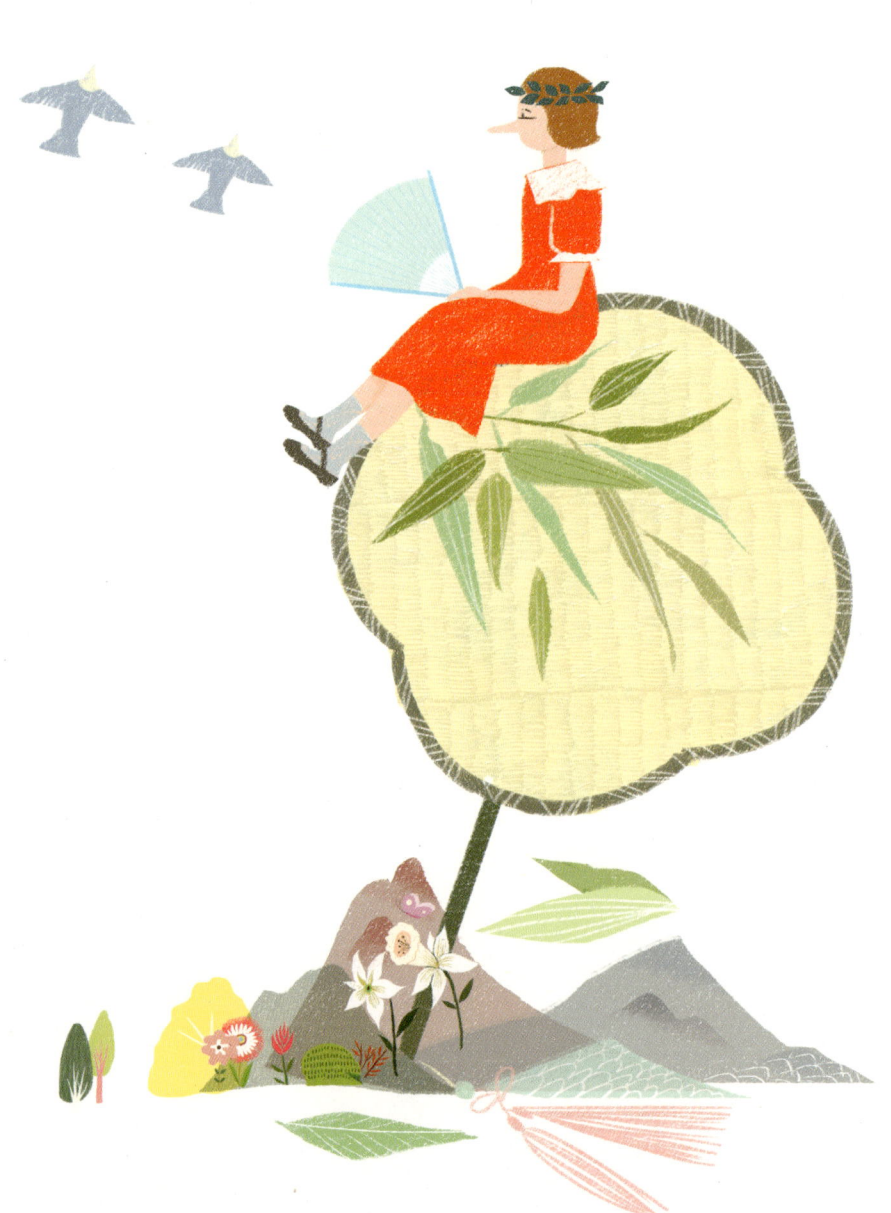

전래동화를 노래로 들려줄게

요술 부채

2016 창작 국악 동요제 수상곡

한은선 작사 / 최유경 작곡

설렁설렁 빨간 부채 부치면
하늘 높이 코가 쭉쭉 늘어나고
살랑살랑 파란 부채 부치면
원래대로 코가 쏙쏙 줄어든다네

거짓말하는(거짓말하는) 피노키오처럼
쭈욱 쭉쭉 코가 늘어났다

쏘옥 쏙쏙 도로 줄어드는
신기하고 재미난 요술 부채

아고 아고(큰일 났네) 에구에구(큰일 났어)
어디 갔니(파란 부채) 나오너라(요술 부채)
욕심쟁이 영감님 장난치다 혼쭐났네
어디갔니 요술 부채

음원 듣기

곡 해설/ 창작배경

<요술 부채>는 초등1, 2학년군 국어(여름1) 교과서에도 실린 우리나라 전래동화예요. 이탈리아 작가 콜로디의 동화 <피노키오의 모험>과도 비슷한 부분이 있는데요. 욕심쟁이 영감님의 욕심과 피노키오의 거짓말이 코를 길어지게 하는 공통점이 있지요. 착한 마음과 정직한 말이 원래의 코로 되돌아오게 한다는 재미난 이야기와 과한 욕심은 결과가 좋지 못하다 라는 교훈적인 메시지도 담겨져 있습니다.
코가 길어지는 부분과 도로 줄어드는 부분의 박절을 길고 짧게 표현했고요. 욕심부리던 영감님의 안절부절하지 못하는 모습을 메기고 받는 방식으로 더욱 긴박하고 애타는 느낌으로 표현해 보았습니다. 조금은 어렵게 느껴지는 전래동화를 아이들이 쉽고 재미있게 배웠으면 하는 마음으로 쓴 곡입니다.

곡을 이렇게 활용해 보세요/ 기대효과

"성품이란 한 사람의 생각, 감정, 행동의 표현이다. 성품은 더 좋은 생각, 더 좋은 감정, 더 좋은 행동을 선택하도록 배우고 훈련하는 과정을 통해 완성

된다."라고 성품교육 창시자 이영숙 박사는 말했습니다. 태아일 때부터 태교를 통해 우리 아기가 좋은 성품을 가질 수 있도록 엄마 아빠가 먼저 노력해야 합니다.

요술 부채에 등장하는 영감님은 우연히 귀한 부채를 얻게 되었지만, 그것을 자신의 나쁜 욕심에 사용하다가 결국 혼쭐이 나는 내용을 담고 있어요. 그 영감님은 더 좋은 생각, 더 좋은 감정, 더 좋은 행동을 선택할 수 있음에도 좋은 성품을 갖고 있지 않았기에 이런 결말을 맞이하게 된 것이죠.

아기에게 좋은 성품을 키워 주기 위해 내가 할 수 있는 구체적인 행동은 어떤 것이 있을지 생각해 보세요. 만약 아기에게 '정직'이라는 성품을 심어 주고 싶다면 정직에 대해 자세히 설명해 주세요.

"아가야, 엄마는 오늘 이 노래를 들으면서 네가 정직이라는 성품을 가졌으면 좋겠다 라고 생각했어. 정직은 마음이 흔들리지 않고 바르다는 뜻이야. 어떠한 유혹이 와도 그것이 옳지 않는다면 그것을 피하고 거절할 수 있는 마음과 행동이란다. 엄마는 네가 늘 그런 정직한 사람으로 살아 갈 수 있게 기도할 거야."

이렇게 말하고 나면, 엄마인 나부터 그런 정직한 삶을 살아야겠다 라는 생각에 엄마의 성품도 삶도 달라지게 된답니다.

노랫말 필사하기/ 작은 기록

1. 노래를 듣고 부르면서 마음에 와 닿는 구절들을 필사해 보세요.
   (여력이 된다면 노랫말 전체를 써 보는 것도 좋아요.)

2. 이 노래를 듣고 부르며 느꼈던 감정과 아기에게 하고 싶은 말들을 기록해 보세요. (손으로 글을 써 내려가면서 노랫말의 의미가 더 깊게 다가와 아기와 엄마의 마음이 더 풍성하고 즐거워질 거예요.)

3. 우리 아기에게 좋은 성품을 심어주기 위해 내가 실천 할 수 있는 일은 무엇이 있는지 생각해 보고 기록해 보세요.

☆
마음에 와 닿는
노랫말을
기록해 보아요.

☆
to. 우리 아기
_ _ _ _ _ 에게.

☆
우리 아기에게
좋은 성품을
심어주기 위해
내가 할 수 있는
일은….

임신 중기 에피소드

에피소드 1. 태몽

어느덧, 임신 중기!

제법 엄마의 배도 볼록해져서 임신한 티도 나고 입덧도 지나 안정기에 접어 들었어요.

임신 중기는 태아의 성장이 빨라지고 움직임도 활발한 시기예요. 우리 기쁨이는 20주가 가까이 되어갈 무렵 뽀로로~뽀글하고 움직임이 느껴지더니, 점점 크게 태동이 느껴졌어요. "엄마, 나 여기 있어요!" 하는 듯 말이에요. 아빠가 동화책을 읽어주고 태담을 할 때에도 툭툭 배를 차는 게 느껴졌고요. 본인의 존재를 순간순간 알려주었어요. 임신 초기보다는 확실히 아기의 존재가 실감이 났고, 교감을 많이 하게 되는 시기였습니다.

에피소드 2. 혼자가 아닌 둘

　남편의 직장 발령으로 아는 사람 하나 없는 타지에 이사 와서 임신을 하게 되니 외롭기도 하고 울적할 때도 많았어요. 더군다나 남편은 퇴근 후에도 회식이 잦은 터라 밤늦게 귀가하는 일도 많았습니다. 심지어 해외 출장까지 떠난 날은 혼자 고립된 기분이 들기도 했지요. 하루 종일 임산부의 몸으로 혼자 지내는 일은 쉽지 않았습니다. 물론 저도 일을 하며 바쁜 일상을 보내고 있었지만, 일이 끝난 뒤의 그 적막감은 참 싫었지요. 저는 원래 사람들과 수다 떨고 함께하는 걸 유독 좋아하는 성격이라 더 외로움을 탔던 것 같아요.

　이 시간을 그냥 이렇게 축 처진 솜 마냥 지낼 수는 없어서 저는 저만의 취미를 만들기도 했어요. 집에서 쿠키를 만들기도 하고, 과일청을 만들기도 하고, 그동안 배워 보고 싶었던 일들에 하나 둘씩 도전을 하기 시작했어요. 그러면서 삶의 활력도 찾고, 혼자 있는 시간을 두려워하지 않고 즐기게 된 것 같아요. 그러면서 이런 생각도 하게 됐어요. "어머, 나 혼자가 아니네? 우리 기쁨이가 함께 있잖아!! 기쁨아, 너까지 우린 두 사람이 있는 거야. 이렇게 소중한 네가 있는데, 엄마가 왜 혼자라고 생각했을까? 너와 엄마는 이 모든 순간을 함께 하고 있었구나!"

에피소드 3. 임신부 필수 검사

임신 중기가 되자 기형아 검사와 임신성 당뇨 검사를 받았어요. 기형아 검사는 15주에서 18주 사이에 산모 혈액을 이용한 기형아 검사(삼중표지물질검사, 사중표지물질검사)를 시행하여 태아의 개방 신경관 결손과 염색체의 이상에 대한 선별 검사를 시행*하는 것을 말해요.

그리고 임신성 당뇨 검사 일명 '임당' 검사가 있어요. 임신성 당뇨란 임신 전에는 당대사 장애가 없었는데 임신 중에 당대사 장애가 생기는 경우를 말합니다. (전체 임신부의 3~4% 정도에서 발견됩니다.) 임신성 당뇨병은 태아의 선천성 기형, 주산기(분만 전후 기간) 사망률의 증가 등으로 임신부, 태아, 신생아에게 큰 영향을 줄 수 있으므로 조기에 발견하여 치료해야 합니다.** 검사 전에 괜히 걱정이 되고 염려가 되었지만 결과가 정상으로 나와서 가벼운 마음으로 집에 돌아왔던 기억이 있습니다. 엄마가 되는 여정은 쉽지 않은 것 같아요. 그래도 겁이 많은 저도 엄마가 되니 아기를 위해서라면, 그 모든 것을 기꺼이 감당할 수 있는 용기와 힘이 생기더라고요.

---

* 네이버 지식백과, https://terms.naver.com/entry.naver?docId=927594&cid=51007&categoryId=51007

** 네이버 지식백과, 임신성 당뇨

에피소드 4. 중요한것에 집중하기

오랜만에 지인을 만나 맛있는 점심을 먹으러 갔었어요. 기분 좋게 식사를 한 뒤 나가기 전 몸이 이상해 화장실을 들렀더니 피가 비쳤어요. 소량의 피였지만 너무 무섭고 놀라서 바로 병원으로 갔었죠. 다행히 큰일은 아니었고, 아기에게는 이상이 없다고는 했지만 정말 아기에게 무슨 일이 생길까봐 어찌나 놀랐던지… 아기가 괜찮다는 말에 눈물이 마구 쏟아졌었지요. 병원에서는 산모의 몸이 약하니 무조건 안정을 취하고, 무리한 일을 하지 말라고 해서 며칠간 누워만 지냈어요. 사실 임신 기간 내내, 출산 두 달 전까지는 왕복 4시간이 걸리는 곳에 강의를 하러 다녔었고, 야간 대학원도 다니고 있었어요. 아기 낳기 전까지 일과 공부를 놓고 싶지 않아서 열심히 살았던 것인데, 그게 무리가 됐었나 봐요. 아기에게 얼마나 미안하던지… 내 몸은 왜 이렇게 약할까? 제 자신에게 화가 나기도 했었고, 더 제 몸을 잘 챙겨 아기에게 다시는 이런 일이 일어나지 않겠다 라고 다짐도 하게 되었어요.

그렇다고 제가 일을 그만두거나 공부를 중단하진 않았습니다. 이 일을 계기로 영양제도 잘 챙겨 먹고, 평소에 체력을 기르기 위해 걷기 운동도 열심히 했어요. 그리고 남편이 시간이 될 때엔 오고 가는 길에 운전을 부탁하기도 했고, 필요하지 않은 곳에는 에너지를 쓰지 않고 정말 필요한 곳에만 집중할 수 있도록 삶을 조율해 나갔던 것 같아요. 그것이 체력이 됐든 시간이 됐든 말이죠. 지금 혹시 너무 많은 곳에 에너지를 쏟고 있다면, 나와 아기를 위해 정말 집중해야 할 것에 초점을 맞춰 보세요.

에피소드 5. 독서 태교

제가 음악 태교 다음으로 가장 많이 실천한 태교는 '독서 태교'였던 것 같아요. 어른이 되어 동화책을 펼치니 어린 시절 동화책을 읽으며 상상의 나래를 펼쳤던 기억이 떠올랐습니다. 작은 다락방에 엎드려 호기심 가득한 눈으로 동화책을 읽었던 저의 유년시절, 어머니는 책을 많이 사 주셨어요. 책을 많이 보면 훌륭한 사람이 될 수 있다고요. 어머니도 책을 늘 가까이 하셨는데, 그 영향으로 저도 책을 많이 읽게 되었고, 책을 좋아하게 되었던 것 같습니다.

어른이 되어서 아기에게 들려주기 위해 펼친 동화책은 "아, 이런 내용도 있었나?", "이런 결말이었나?" 라는 생각이 들 만큼 제가 다르게 기억하는 부분도 많았고, 세월이 흘렀다보니 시대에 맞게 조금 각색되어 나온 내용도 있었어요. 그러다보니 꼭 태교를 위해 읽는다기 보단 제가 재미있어서 흥미롭게 읽고 아기에게 들려주기도 했던 것 같아요.

저녁 시간이 되면, 자기 전에는 남편이 동화책을 읽어 주었어요. 아기가 아빠의 목소리를 가장 많이 들을 수 있는 시간이기도 했죠. 어색한 발 연기도 하며 나름 실감 있게 읽어 주니 남편의 색다른 모습도 보게 되어 재미있고, 태교도 하게 되니 일석이조였습니다. 몇 장 읽다 보면 피곤함에 눈빛이 흔들릴 때가 종종 목격되기도 했지만, 최선을 다해 태교에 힘쓰는 모습에 그저 감사한 마음을 가졌습니다. 지금 초등학생이 된 우리 집 꼬맹이는 스스로 책을 읽을 줄 알지만, 아직도 엄마 아빠가 책을 읽어 주면 너무 좋아합니다. 귀를 쫑긋 세우고, 호기심 가득한 눈망울로 엄마 아빠의 목소리에 집중하는 모습이 너무나 기특하고 예쁩니다. 임신 기간에 시간 나실 때마다 책을 가까이 하시면 분명 아기도 책을 좋아하는 아이로 성장하게 될 거예요.

에피소드 6. 출산용품 준비하기

몸이 더 무거워지기 전에 출산용품을 준비해야겠다 싶어서 리스트를 작성해 보았어요.

크게 신생아 용품, 침구류, 수유용품, 목욕·위생용품, 산모용품, 발육기구 및 기타 용품으로 나누어 세부 사항들을 적어 나가는데, 정말 너무나 많은 물건들이 필요했어요. 소소하게는 아기 면봉부터 시작해서 크게는 유모차에 이르기까지, 이걸 언제 다 살 수 있을까 라는 생각이 들었지요. 제

품과 가격, 리뷰들을 꼼꼼하게 살펴보고, 온라인으로 주문할 수 있는 것과 오프라인 매장에서 살 것을 구분해서 또 분류를 했어요. 시간이 날 때마다 온라인으로 주문하고, 주말에는 남편과 매장에 가서 실제로 만져보고 의논하며 하나씩 출산용품들을 집에 채워 놨습니다. 그 덕분에 오늘은 또 뭐가 왔을까 하며 기대하며 설레임으로 매일 택배 상자를 뜯는 소소한 기쁨을 누렸습니다.

그리고 출산 후 바로 산후 조리원에 들어갈 예정이어서 조리원에 직접 방문해서 시설도 둘러보고, 신생아는 어떻게 돌봄이 되는지, 산모 프로그램 등을 설명 듣기도 했었지요. 그리고 양가 어머님들이 직장에 다니셔서 조리원 퇴실 후 몸조리를 길게 도와주실 여력이 되지 않아서 산후 도우미 업체도 알아보고 예약도 했습니다. 이렇게 빡빡한 일정 속에서 임신 중기는 바쁘게 흘러갔고, 아기를 맞이할 실제적인 준비들을 차근차근했었던 것 같아요. 임신 중기는 비교적 산모들의 컨디션이 좋은 때이기에 활동하기도 자유로워 출산용품과 출산 준비를 하기에 적합한 시기인 것 같습니다. 출산일이 임박해서 급하게 준비하지 마시고, 이 시기에 조금씩 준비하셔서 여유 있는 출산을 맞이하시기 바라요.

에피소드 7. 두근두근 정밀 초음파 검사

임신 중기에 산부인과에 가서 초음파로 아기가 잘 크고 있는지 살펴보았어요. 중기에는 정밀 초음파 검사를 하는데 아기의 손가락, 발가락 개수와 눈, 코, 입, 장기 등을 자세히 살펴보는 시간이에요. 검진이 있는 날은 웬지 긴장이 되기도 하지만 즐겁기도 합니다. 뱃속에서 무얼하고 있나 늘 궁금했는데, 이날은 아기의 은밀한 사생활을 엿보는 날이기 때문이죠. 아기를 자세히 살펴보시던 의사 선생님이 "모든 것이 정상입니다. 아기 콧날이 아주 오똑 하네요!"라고 말씀해 주셔서 안심도 되고, 기분도 으쓱해지더라고요. 그리고 아기의 몸무게도 재어 보았어요. 507g!! 작은 점과 같았던 우리 아기가 이렇게 키도 크고 몸무게도 늘어났다니 너무 신기했어요. 그런데 아기는 아직 1kg도 안되었는데, 제 몸무게는 왜 이렇게 많이 나가는 것인지 미스테리했어요. 생애 최고의 몸무게를 경신하고 있지만, 그만큼 우리 아기도 잘 크고 있다 라고 생각하며 저의 귀여운 D라인을 사랑하기로 했답니다.

음악 태교 시크릿 가이드 Ⅱ

작곡가 엄마가 알려주는
아기와의 특별한 교감 비법
HSW 음악 태교 :
듣고(hear), 부르고(sing), 쓰는(write) 음악 태교

특별한 음악 태교, HSW 음악 태교

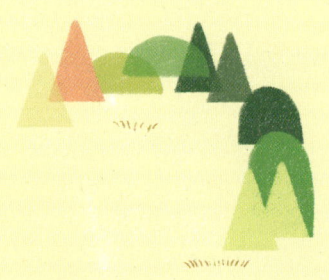

앞의 글에서도 말씀드렸듯이 저는 누구나 쉽고 편안하게, 알찬 음악 태교를 하실 수 있도록 돕고 싶은 마음에 이 책을 쓰게 되었습니다. 태교를 위해 그저 좋은 음악을 듣는 것에 그치는 것이 아니라 다양한 활동을 하실 수 있도록 구체적인 방법을 제시해 드리는 것과 아기와 특별한 교감을 나누는 행복한 시간으로 채워가실 수 있도록 도움을 드리고자 'HSW 음악 태교'를 창안하게 되었습니다. 그 요소들이 이 책 각 장마다 골고루 들어가도록 구성해 보았습니다.

HSW 음악 태교란?

음악을 듣고(hear), 노래를 부르고(sing), 마음에 와닿는 노랫말을 써 보는(write) 과정을 통해 아기와의 특별한 교감을 나누는 입체적인 음악 태교법입니다.

Hear: 듣기의 과정은 이렇습니다

먼저 엄마가 노랫말과 곡의 창작배경 등을 통해 곡에 담긴 의미를 파악

한 후 음악을 듣습니다. 이는 잘 알지 못하는 곳을 여행하기 전에 사전 조사를 통해 정보를 수집해서, 낯선 곳에 대한 두려움과 막연함을 줄여 즐겁고 알찬 여행을 할 수 있는 것과 같습니다. 이와 같이 곡에 관한 내용을 미리 알고 음악을 듣게 되면, 곡이 친근하게 느껴져 편안한 마음으로 음악에 몰입할 수 있습니다. 음악의 행위 중 가장 기본인 '듣기'를 통해 음악에서 주는 의미와 감정들을 깊이 경험할 수 있어 임산부의 심신 안정에 매우 유익합니다.

Sing: 부르기의 과정은 이렇습니다

곡을 듣고 나서 곡에서 느껴지는 감정과 마음을 담아 내 목소리로 아기에게 노래를 불러줍니다. 노래를 부르는 것은 오직 아기를 위한 행동이라고 생각하실 수 있지만, 이는 엄마에게도 좋은 영향을 줍니다. 노래를 부르면서 느껴지는 정서적인 풍부함, 감정의 긍정적인 변화들은 음악이 주는 선물입니다.

간혹 "저는 노래를 잘 못 불러요", "음치라서 아기가 스트레스 받으면 어떡해요?" 하면서 걱정하시는 분들이 계시는데, 전혀 그러실 필요가 없습니다. 태아는 뱃속에서 엄마가 음을 맞게 부르는지 틀리게 부르는지에는 전혀 관심이 없습니다. 음악을 통해 엄마와 감정을 나누고, 친밀해지는 것이 가장 중요하기에 개인적인 음악 능력은 음악 태교에 큰 걸림돌이 되지 않습니다.

Write: 쓰기의 과정은 이렇습니다

이 곡에 쓰인 노랫말의 의미를 생각해 보며, 손으로 써 보며 시적인 아름다움도 느껴 봅니다. 눈으로 보고 듣는 것뿐만 아니라 직접 그 노랫말을 한 자, 한 자, 써 내려가게 되면 이 음악이 온전히 내 것이 됩니다.

음악적인 아름다움, 시적인 의미를 동시에 느끼며 아기에게 그 감정과 생각을 전달하게 됩니다. 이러한 활동들을 통해 엄마와 아기 두 사람의 감정과 정서가 풍부하게 채워지고, 편안한 상태가 되면서 서로 더욱 친밀해지고 특별한 교감이 일어나게 됩니다.

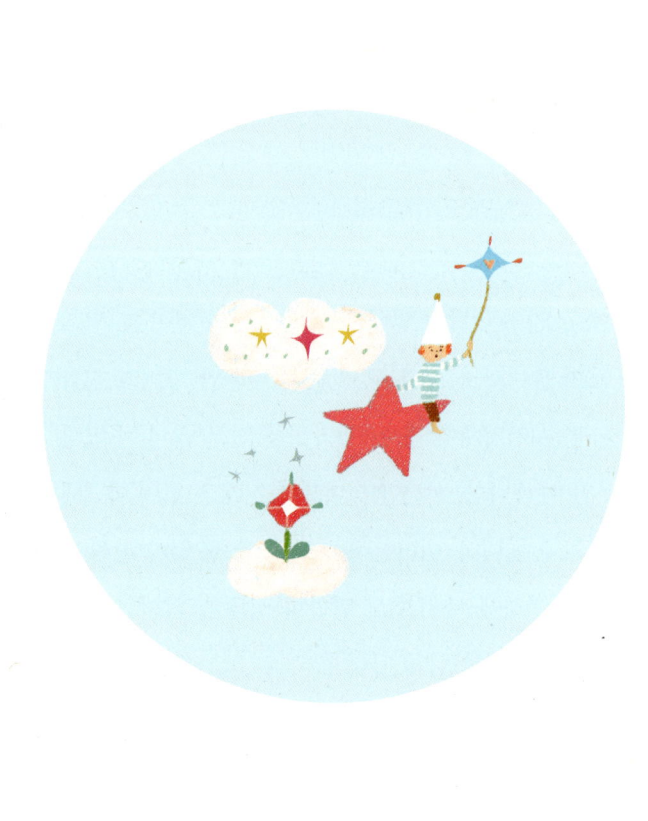

chapter 5

너를 만날 날을
손꼽아 기다려

(임신 후기)

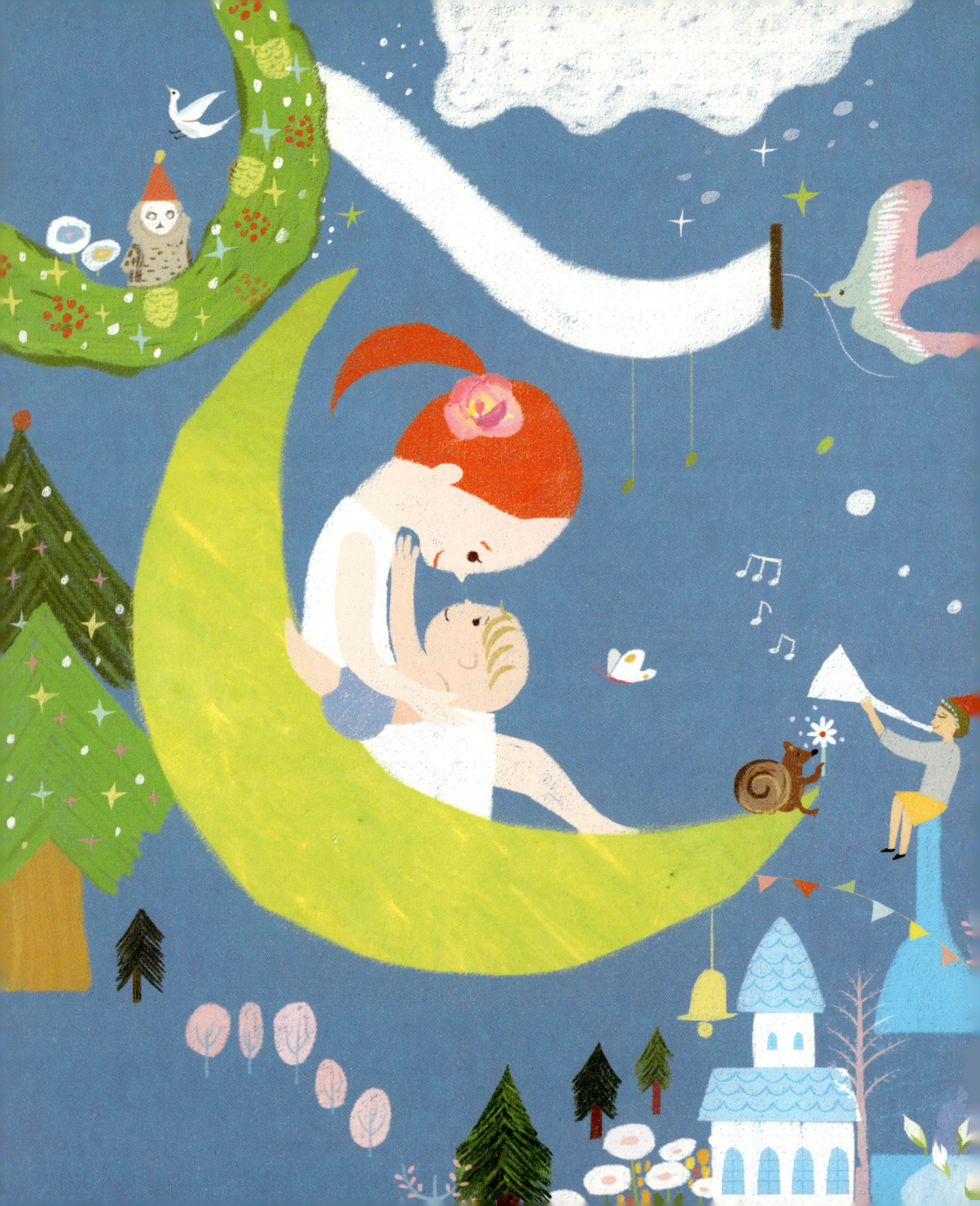

새근새근 잘 자라 우리 아기

달강달강 소르르

2018 용인시 태교 창작동요제 수상곡

한은선 작사/ 최유경 작곡

달강 달강 우리 아기
장미꽃보다 향기로운 숨결
예쁜 아기 자장자장
별처럼 반짝이는 눈동자

천사처럼 어여쁜 모습
해님처럼 빛나는 미소
우리 아기 자장자장
고운 우리 아기

달강 달강 소르르
별님 달님 만나러 가자
달강 달강 소르르
얼뚱 아기 잘도 자네

달강 달강 소르르
잘도 자네

음원 듣기

곡 해설/ 창작배경

이 곡은 아이를 어르고 달래며 재울 때 엄마가 부르는 노래예요.
두 눈을 반짝이며 아직 잠들지 않은 아기에게 별님, 달님 만나러 가자며 살며시 흔들며 재우는 엄마와 그 품에 안겨 아무 걱정 없이 잠든 아기의 모습이 포근하게 느껴집니다.
동양적인 선율과 8분의 6박자의 부드러운 리듬이 편안하고 안정감이 들게끔 하는 곡입니다.

(*달강 달강: 아이의 팔을 잡고 앞뒤로 흔들면서 부르는 아이 어르는 소리의 하나로, '달강 달강'이라는 입소리가 붙어 있는 노래.)

곡을 이렇게 활용해 보세요/ 기대효과

아기가 태어나기 전부터 일과를 마치고, 잠들기 전 배를 쓰다듬으며 이 노래를 아기에게 불러주면 어떨까요?
출산 후 아기가 잠투정하다가도 엄마 아빠가 이 노래를 들려주면 새근새근 잠들지 않을까 싶습니다. "어~ 엄마 뱃속에 있을 때 듣던 노래네" 하면서 말이죠.

곧 만나게 될 우리 아기의 잠든 모습과 장미꽃처럼 향기로운 그 숨결도 상상해 보아요.

실제로도 아기를 키울 때, 엄마 젖이나 분유를 먹고 단내를 풍기며 잠드는 그 향기는 너무나 좋았답니다. 내 품에서 '코오~코오' 잠든 그 모습은 너무나 사랑스럽고 빛나는 천사 같아요.

아빠도 엄마 배를 쓰다듬어 주며 엄마와 아기에게 불러주세요.

만삭이라 힘든 엄마, 그리고 세상에 나올 준비를 하는 우리 아기에게 밤마다 힐링이 되고, 따뜻함을 선물하는 시간이 될 거예요.

노랫말 필사하기/ 작은 기록

1. 노래를 듣고 부르면서 마음에 와 닿는 구절들을 필사해 보세요.
    (여력이 된다면 노랫말 전체를 써 보는 것도 좋아요.)
2. 이 노래를 듣고 부르며 느꼈던 감정과 아기에게 하고 싶은 말들을 기록해 보세요.(손으로 글을 써 내려가면서 노랫말의 의미가 더 깊게 다가와 아기와 엄마의 마음이 더 풍성하고 즐거워질 거예요.)

☆
마음에 와 닿는
노랫말을
기록해 보아요.

☆
to. 우리 아기
_ _ _ _ _ 에게.

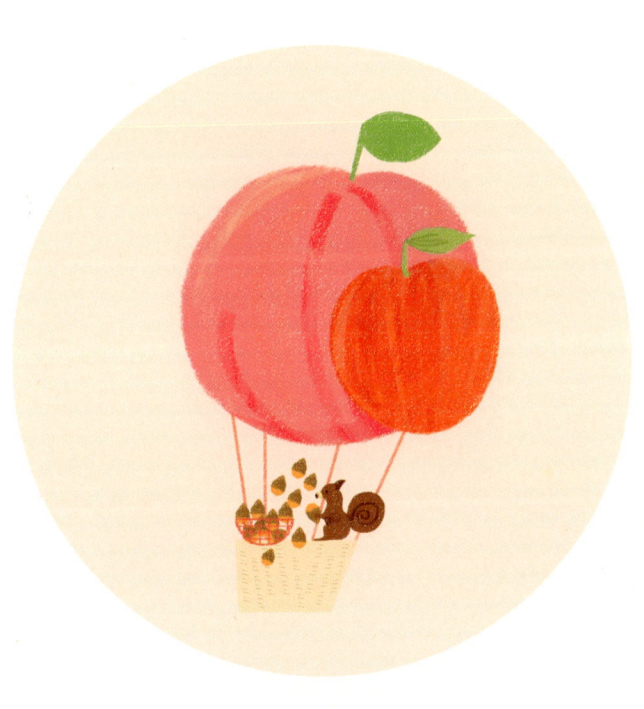

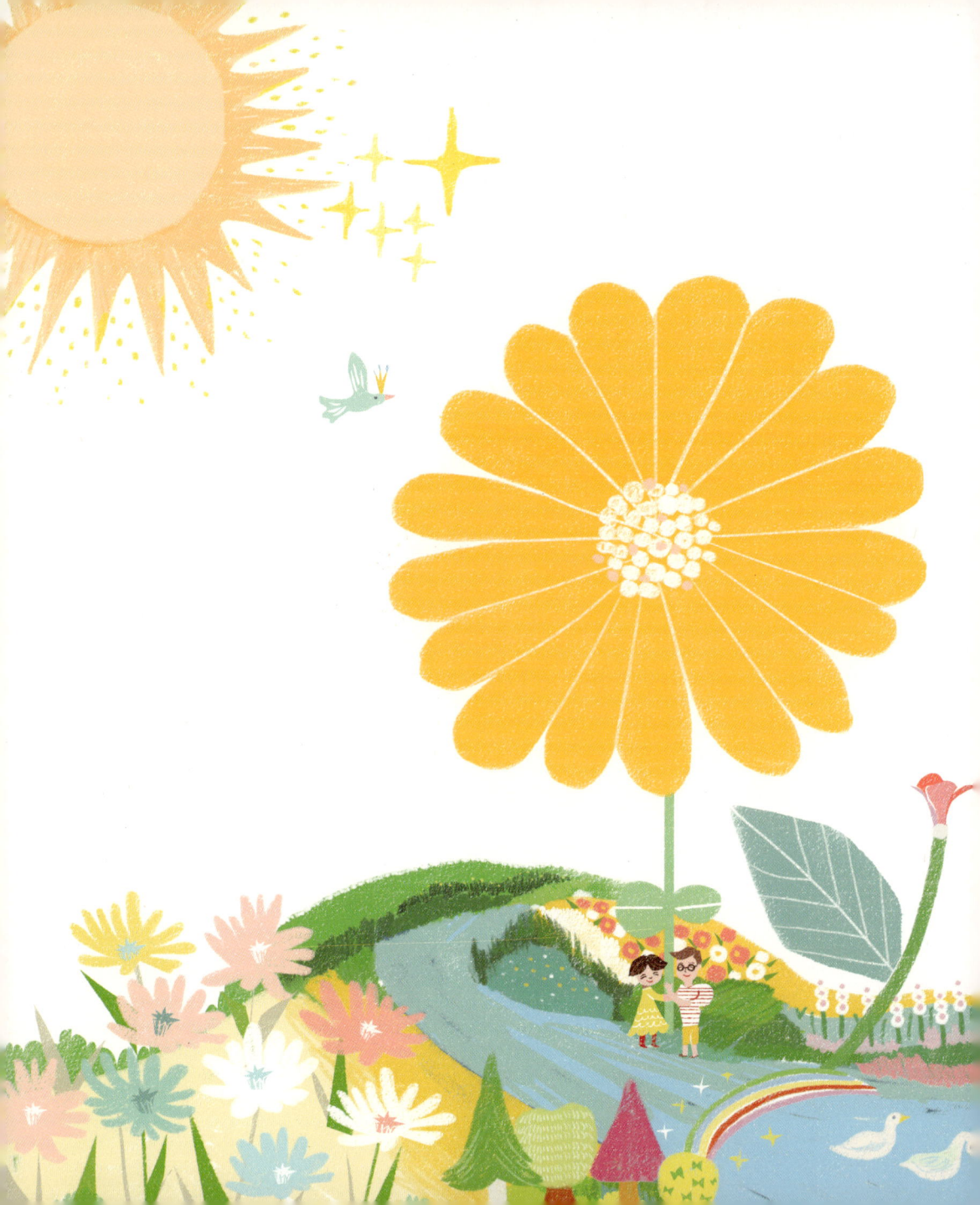

꿈이 있는 아이로 자라렴

민들레의 꿈

최유경 작사/ 작곡

고운 빛깔 머금은 하늘을 보면
포근한 사랑이 나를 감싸주죠
하늬바람 불어오는 언덕에 피어나
나비와 새들의 친구가 되어요

낮엔 해님이 밤엔 달님이
나를 환히 비춰주지요
촉촉한 단비가 속삭이듯 물었죠
너의 꿈은 무엇이냐고

작고 여려 보여도 내겐 큰 꿈이 있죠
온 누리에 예쁜 꽃을 피울래요
해님 닮은 따스한 향기 나눠줄래요
사랑을 품은 씨앗을 안고

사랑을 품은 민들레의 꿈

음원 듣기

곡 해설/ 창작배경

따뜻한 봄날, 푸른 언덕에 피어난 노란 민들레를 보았어요.
아담한 키에 여리디 여려 보이는 민들레가 너무나 귀엽고 사랑스러워 보였어요. 하늘을 향해, 해님을 향해 방긋방긋 웃는 그 모습이 너무 예뻐서 저도 모르게 민들레에게 말을 걸었습니다.
"민들레야, 넌 어떤 꿈이 있니?"
그러자 민들레가 야무지게 대답해 주었어요.
"온 세상에 예쁜 꽃을 피워 해님을 닮은 따스한 향기를 나눠줄래요."
순간 눈물이 날 뻔했습니다. 이렇게 작은 꽃 한 송이가 너무나 따스한 꿈을 갖고 있다니….
그 안에는 사랑을 품은 씨앗이 자라고 있었던 거예요.
우리 아이들도 이렇게 곱고 아름다운 포근한 꿈을 꾸며 자랐으면 하는 마음으로 쓰게 된 곡입니다.

곡을 이렇게 활용해 보세요/ 기대효과

우리 아기도 예쁜 꿈을 품고 있는 민들레처럼 멋진 꿈이 있는 아이로 자라길 바라는 마음으로 민들레꽃을 그려 보세요. 서툰 솜씨여도 좋습니다. 밑그림을 그리고 색을 채워가면서 엄마의 마음은 따스해지고, 아기의 마음에도 꿈의 씨앗이 심겨질 거예요.

노랫말 필사하기/ 작은 기록

1. 노래를 듣고 부르면서 마음에 와 닿는 구절들을 필사해 보세요.

    (여력이 된다면 노랫말 전체를 써 보는 것도 좋아요.)

2. 이 노래를 듣고 부르며 느꼈던 감정과 아기에게 하고 싶은 말들을 기록해 보세요. (손으로 글을 써 내려가면서 노랫말의 의미가 더 깊게 다가와 아기와 엄마의 마음이 더 풍성하고 즐거워질 거예요.)

☆
마음에 와 닿는
노랫말을
기록해 보아요.

☆
to. 우리 아기
_____ 에게.

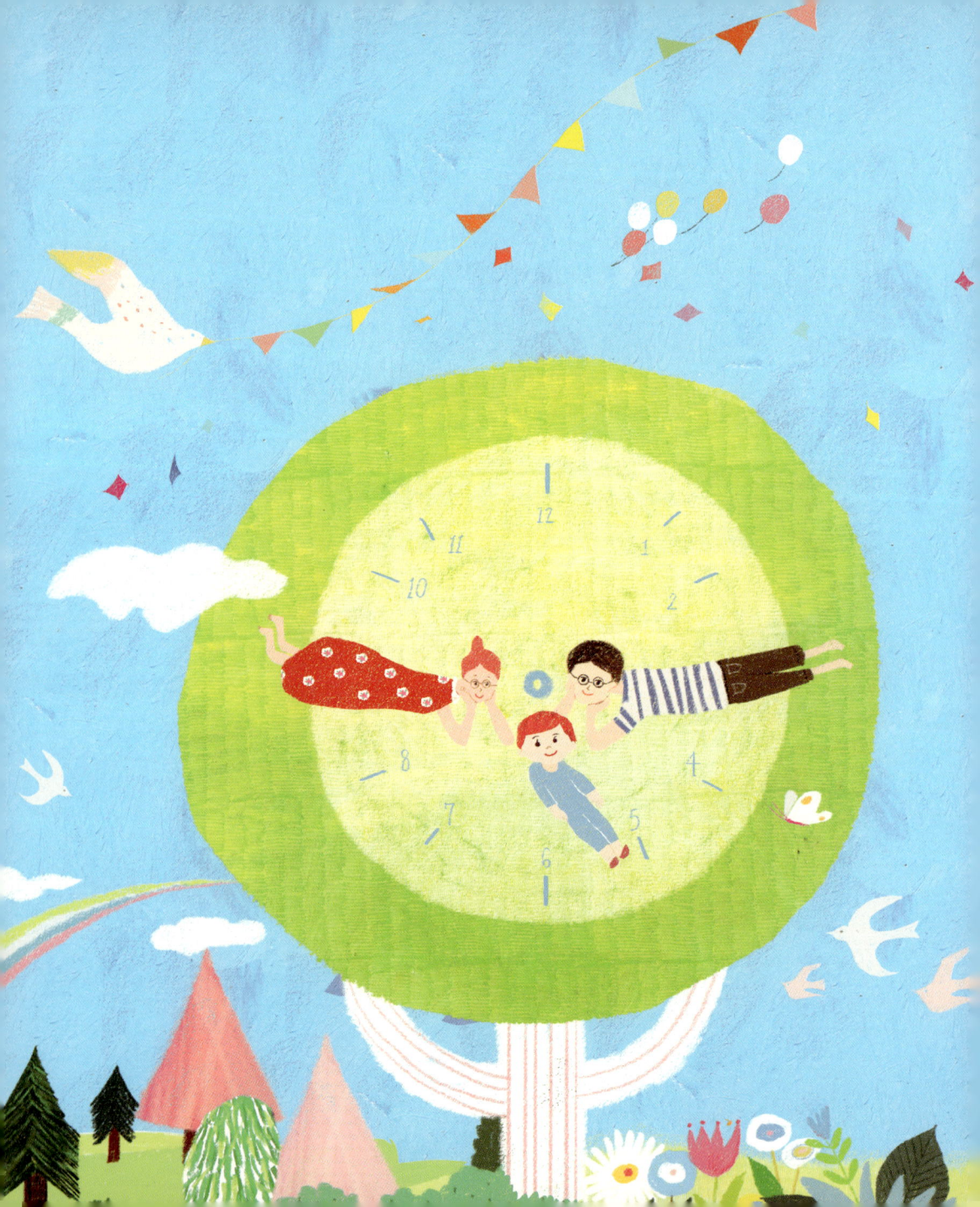

우린 이제 가족이 되었어

똑딱 가족

2019 KBS 창작동요대회 최우수 작곡상

김인주 작사/ 최유경 작곡

똑똑똑똑 똑 닮은 우리 가족
딱딱딱딱 딱 맞는 우리 가족
시계바늘처럼 늘 붙어 다니는 우리는 똑딱 가족

어딜 가도 나랑 닮은 우리 엄마 알아보죠
너무나도 똑 닮았다 말하시죠
사랑하는 마음마저 똑 닮은 우리 엄마 사랑해요
늘 붙어 다니는 시계바늘처럼 똑똑똑똑 똑 닮은 우리 가족

똑똑똑똑 똑닮은 우리 가족
딱딱딱딱 딱맞는 우리 가족
시계바늘처럼 늘 붙어 다니는 우리는 똑딱 가족

무엇이든 내 맘 아는 우리 아빠 최고죠
내 마음을 딱 알아서 맞히시죠
좋아하는 마음마저 딱 맞는 우리 아빠 사랑해요
늘 따라 다니는 시계바늘처럼 딱딱딱딱 딱 맞는 우리 가족

똑똑똑똑 똑 닮은 우리 가족
딱딱딱딱 딱 맞는 우리 가족
시계바늘처럼 늘 붙어 다니는 우리는 똑딱 가족
똑딱똑딱 똑딱 가족

곡 해설/ 창작배경

아이들에게 가장 큰 힘을 주는 존재는 어떤 것일까요?

그건 바로 '가족'입니다. 아이들은 가족을 통해 사랑을 배워가고, 자라가고, 세상을 배워가는 것 같아요. 시계 바늘처럼 늘 붙어 다니고, 늘 따라다니는 가족이 아이들에겐 세상에서 가장 소중한 존재랍니다.

가족은 닮는다는 말이 있어요. 오랜 시간 함께 하며 마음도 얼굴도, 그리고 사랑도 닮아가요. 아이는 자신을 아껴 주는 엄마, 그리고 마음을 헤아려 주는 아빠가 있으면 충만한 자신감으로 힘차게 삶을 살아가게 됩니다. 모든 아이가 시곗바늘처럼 똑~닮은, 딱~맞는 가족의 품에서 사랑을 받으며 행복하게, 즐겁게 자랐으면 하는 마음에 쓴 곡입니다. 시곗바늘 소리의 '똑똑똑똑'과 "딱딱딱딱"을 시곗바늘이 움직이듯 스타카토로 가볍고 경쾌하게 표현해 보았습니다.

곡을 이렇게 활용해 보세요/ 기대효과

노래를 듣고 부르면서 아기가 태어나면 함께 지낼 공간을 꾸미거나 용품들을 정리해 보세요. 아기 옷장을 닦아보거나, 가제 손수건을 세탁해 뽀송뽀

송하게 말려 보거나 예쁜 인형들을 선반 한 쪽에 정리해 봐도 좋아요.
무리가 되지 않는 선에서 가볍게 딱 한 가지만 실천해 보세요.
그리고 아기에게 이렇게 속삭여 주세요.

"○○아/야, 너를 환영해! 널 만날 날이 정말 가까워지고 있단다. 이제 진짜 가족이 되는 것이지. 엄마가 이렇게 방도 꾸미고, 네가 쓸 물건들도 가지런히 정리하고, 널 맞이할 준비를 하고 있어. 여기에 있는 옷들, 이불, 인형, 장난감들은 다 모두 네 것이란다. 참 예쁘지? 너를 곧 만날 수 있다는 생각에 엄마는 너무나 기뻐. 너도 이제 많이 커서 엄마 뱃속이 많이 불편하겠다. 그래도 조금만 더 있다가 우리 만나자. 사랑해 우리 아기야."

노랫말 필사하기/ 작은 기록

1. 노래를 듣고 부르면서 마음에 와 닿는 구절들을 필사해 보세요.
    (여력이 된다면 노랫말 전체를 써 보는 것도 좋아요.)
2. 이 노래를 듣고 부르며 느꼈던 감정과 아기에게 하고 싶은 말들을 기록해 보세요. (손으로 글을 써 내려가면서 노랫말의 의미가 더 깊게 다가와 아기와 엄마의 마음이 더 풍성하고 즐거워질 거예요.)
3. 우리 가족의 특징을 살려 별칭을 만들어 보세요. (ex 찰떡 가족, 심쿵 가족)

☆
마음에 와 닿는
노랫말을
기록해 보아요.

☆
to. 우리 아기
_ _ _ _ _ 에게.

☆
우리 가족
별칭은….

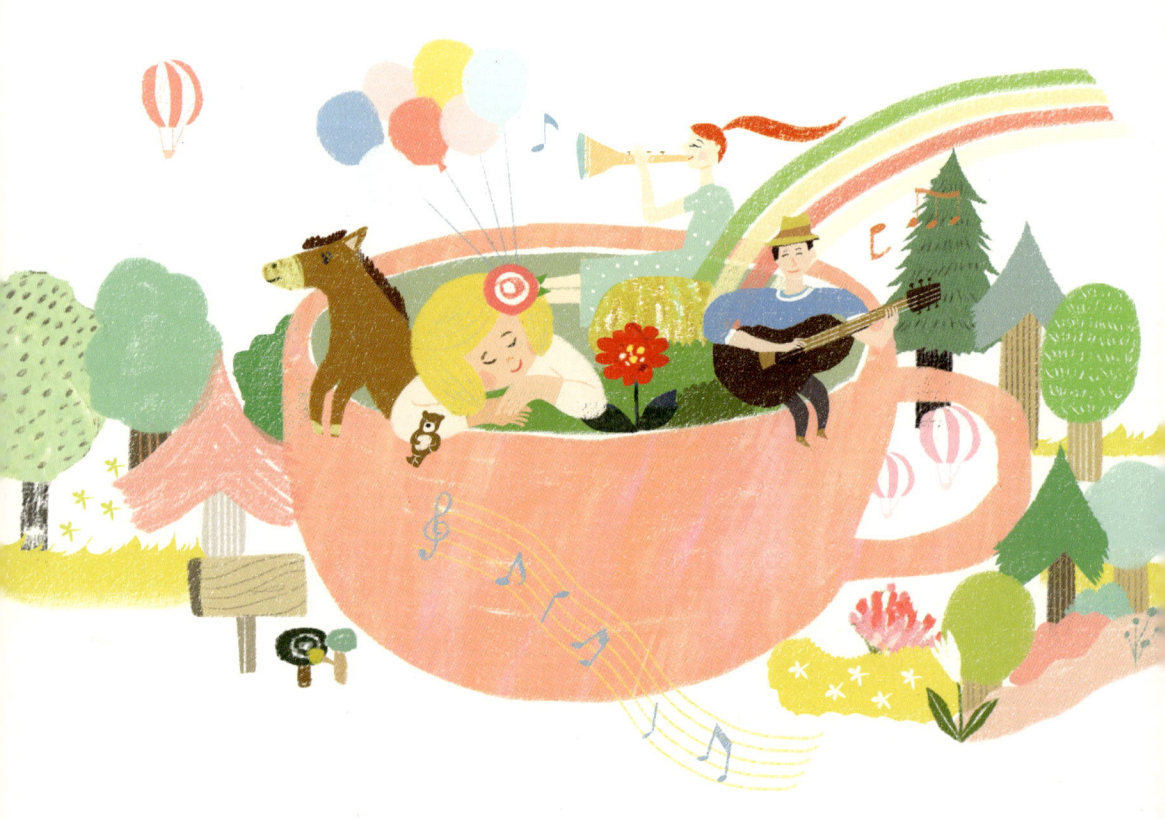

엄마 아빠의 목소리를 기억해요

난 기억해요

최유경 작사/ 작곡

난 기억해요
아빠가 들려주시던 재미있는 이야기를
난 기억해요
엄마가 불러주시던 아름다운 노래를

엄마의 뱃속에서 느껴지는
달콤한 사랑 부드러운 손길

열 번의 달을 세고
함께 만날 시간을 손꼽아 기다렸죠

난 기억해요
아낌없이 주신 엄마 아빠의 사랑
참 고마운 그 사랑을 난 기억해요
난 기억해요

음원 듣기

곡 해설/ 창작배경

아기는 엄마 뱃속에서 들었던 모든 것을 기억하고 있어요. 태중에 들은 소리를 기억하고 있다는 것은 오랜 정설*이기도 합니다.

엄마 아빠의 다정한 목소리, 아름다운 멜로디, 도란도란 나누었던 이야기들…. 귀를 쫑긋 세우고 엄마 아빠가 하는 말, 주변의 소리 들을 다 듣고 있지요.

그렇기에 말 한마디도 신중하게, 좋은 말로, 긍정의 언어로 표현해야 합니다. 그리고 자주 더 많이 아기를 사랑한다는 것을 표현해 주세요. 자신을 향한 따뜻한 손길, 관심과 격려에 아기는 매일 무럭무럭 자라고 있어요. 태아기를 연구하는 발달 심리학자들은 "어쩌면 수정되기 이전의 씨앗의 기억도 이미 간직하고 있는지도 모른다."** 라고 말하기도 했어요. 이 곡은 뱃속에서 듣고 느꼈던 감정을 모두 기억하고 있는 아기의 이야기를 담았습니다. 모든 엄마 아빠들이 세심한 배려와 사랑으로 태교를 실천하길 바라는 마음도 보태어서요.

---

* 〈음악이 흐르는 동안, 당신은 음악이다〉, 빅토리아 윌리엄슨, p.23
** 〈태아 성장 보고서〉, KBS 첨단보고 뇌과학 제작팀, p.21-22

곡을 이렇게 활용해 보세요/ 기대효과

순산을 위해 복식호흡을 연습해 보세요.

복식 호흡법은 진통 시에 산소를 충분히 들이마셔 체내에 산소를 공급해 주고 자율신경계를 안정시키며, 진통 시 숨을 내쉼으로 통증을 덜 느끼게 해줍니다. 그리고 힘주기에도 도움이 됩니다.

1. 노래를 들으며 바닥에 편안하게 누워 배에 손을 얹습니다.
2. 숨을 깊이 들이마신 채로 3~5초 정도 숨을 참습니다.
3. 천천히 배를 넣으며 숨을 내쉬어 줍니다.

이 호흡법을 출산 전까지 매일 반복해서 연습해 주면 출산 시에 큰 도움이 될 거예요.

노랫말 필사하기/ 작은 기록

1. 노래를 듣고 부르면서 마음에 와 닿는 구절들을 필사해 보세요.
   (여력이 된다면 노랫말 전체를 써 보는 것도 좋아요.)

2. 이 노래를 듣고 부르며 느꼈던 감정과 아기에게 하고 싶은 말들을 기록해 보세요. (손으로 글을 써 내려가면서 노랫말의 의미가 더 깊게 다가와 아기와 엄마의 마음이 더 풍성하고 즐거워질 거예요.)

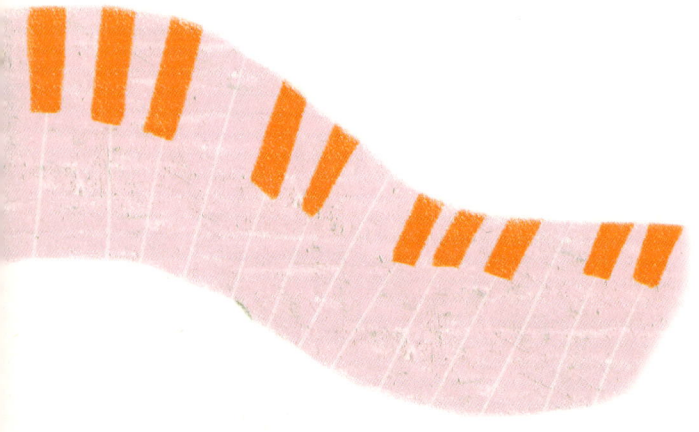

☆
마음에 와 닿는
노랫말을
기록해 보아요.

☆
to. 우리 아기
_ _ _ _ _ 에게.

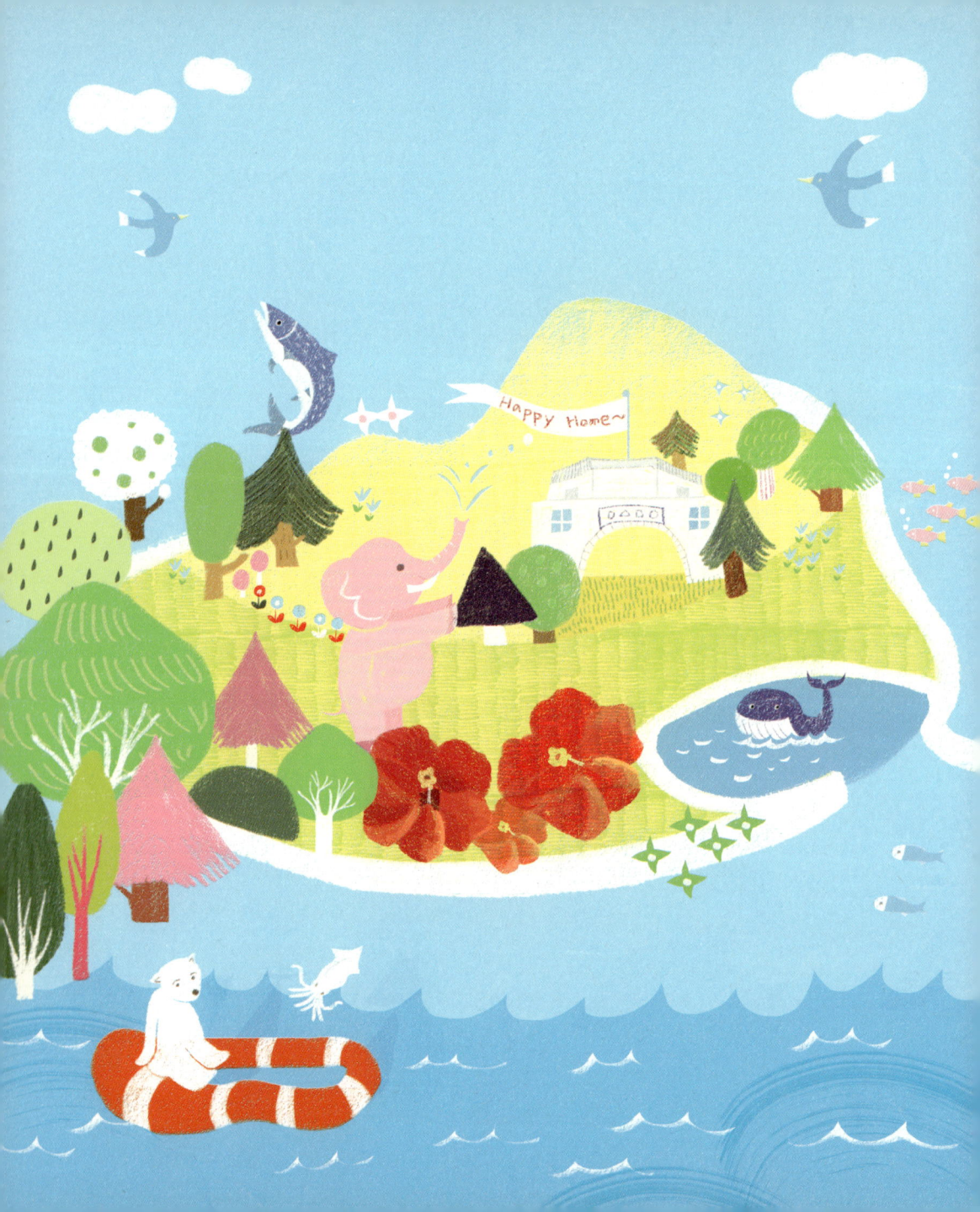

아기와 떠나는 제주도 태교 여행

[제주어]

우뚝 부끈 비양도

2020 제주어 창작동요제 우수상

한은선 작사/ 최유경 작곡

하나 둘 싓 늿! 질 두린 제주의 막둥이 섬
둥 갈 둥 갈 바당우이 포리롱혼 족은 섬
고슬들민 혼들혼들 은빛머리 어욱고장 춤추고 (랄랄라)
혼저옵서 반갑수다 코끼리 엉덕이 반겸수다

그디가 어디고?
우뚝부끈 비양도
찰랑찰랑 물절 천년의 섬
그디가 어디고?
우뚝부끈 비양도
벨롱벨롱 벨빗 아래 족은 섬

우뚝부끈 비양도! 아꼬운 막둥이 섬!
우뚝부끈 비양도! 곱닥혼 오름!

하나 둘 쉿 닛! 질 두린 제주의 막둥이 섬
둥갈 둥갈 바당우이 포리롱혼 족은 섬
고슬들민 혼들혼들 은빛머리 어욱고장 춤추고 (랄랄라)
혼저옵서 반갑수다 코끼리 엉덕이 반겸수다

그디가 어디고?
우뚝부끈 비양도
찰랑찰랑 물절 천 년의 섬
그디가 어디고?
우뚝부끈 비양도
휘혼 돌빛 아래 족은 섬

우뚝부끈 우뚝부끈
그디가 어딘고? 우뚝부끈 비양도!

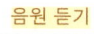

[표준어]
우뚝 솟아오른 비양도

하나 둘 셋 넷! 가장 어린 제주의 막내 섬
둥실 둥실 바다 위에 초록빛 작은 섬
가을이면 한들한들 은빛 머리 억새꽃 춤추고
어서 오세요 반갑습니다 코끼리 바위가 반겨줘요

거기가 어디야?
우뚝 솟아오른 비양도
찰랑찰랑 물결 천 년의 섬
거기가 어디야?
우뚝 솟아오른 비양도
반짝 반짝 별빛 아래 작은 섬

우뚝 솟아오른 비양도! 귀여운 막내 섬
우뚝 솟아오른 비양도! 곱다란 오름!

하나 둘 셋 넷! 가장 어린 제주의 막내 섬
둥실 둥실 바다 위에 초록빛 작은 섬
가을이면 한들한들 은빛 머리 억새꽃 춤추고
어서 오세요 반갑습니다 코끼리 바위가 반겨줘요

거기가 어디야?
우뚝 솟아오른 비양도
찰랑찰랑 물결 천 년의 섬
거기가 어디야?
우뚝 솟아오른 비양도
휘영청 밝은 달빛 아래 작은 섬

우뚝 솟아오른! 우뚝 솟아오른!
거기가 어디야?
우뚝 솟아오른 비양도!

곡 해설/ 창작배경

태교 여행을 가고 싶어도 여러 상황으로 가시지 못하는 분들이 많으시죠? 그런 엄마 아빠를 위해 동요로 떠나는 제주도 여행을 특별히 준비해 보았어요. 몸은 가지 못해도, 노래를 들으며 제주도에 있다고 상상해 보면 여행 기분이 날 거예요. 뱃속의 아기와 함께 음악으로 태교 여행을 함께 떠나봐요. 여기에서 들려드릴 곡의 노랫말은 제주어, 즉 제주 방언으로 쓴 동요입니다. 제주도에 도착해서 여기저기 다니다 보면, 제주 방언을 많이 듣게 됩니다. 우리나라 말 같으면서도 외국어 같은 제주어를 듣다 보면 귀엽고 정감이 가서 제주어의 매력에 푹 빠지게 되실 거예요.

대나무가 많아 죽도라 불린 비양도는 4개의 제주 섬(가파도, 마라도, 우도, 비양도) 중에서 가장 나중에 생긴 화산섬입니다. 역사적 기록에 따라 '천 년의 섬'으로도 불리는 비양도를 반복적인 의태어 사용으로 귀엽고 생동감 있게 표현해 보았어요.

곡을 이렇게 활용해 보세요/ 기대효과

자신이 좋아하는 간식을 준비해서 식탁에 예쁘게 차려 놓습니다. 핸드폰으로 비양도 사진도 하나 맘에 드는 것으로 찾아봅니다. 향긋한 차 한 잔도 준비해 보세요. 모든 게 준비되었다면 자, 이제 비행기를 타고 제주도로 여행을 왔다고 상상해 보세요. 어느새 비양도가 보이는 금능해수욕장의 어느 근사한 카페에 와서 풍경을 만끽하고 있네요.

"제주도 방언으로 우뚝 솟아오르다가 뭔지 아니? 우뜩 부끈이야. 그리고 반짝반짝이 뭔지 아니? 벨롱벨롱 이래. 너무 예쁘고 귀엽지? 우리 아기도 벨롱벨롱 빛나는 예쁜 눈을 가지고 있겠지? 어서 너의 그 두 눈을 바라보고 싶어. 우리 아기가 태어나면 엄마 아빠 손 잡고 이곳에 꼭 다시 오자! 제주도의 벨롱벨롱 빛나는 별들을 보러 말이야."

노랫말 필사하기/ 작은 기록

1. 노래를 듣고 부르면서 마음에 와 닿는 구절들을 필사해 보세요.
    (여력이 된다면 노랫말 전체를 써 보는 것도 좋아요.)
2. 이 노래를 듣고 부르며 느꼈던 감정과 아기에게 하고 싶은 말들을 기록해 보세요. (손으로 글을 써 내려가면서 노랫말의 의미가 더 깊게 다가와 아기와 엄마의 마음이 더 풍성하고 즐거워질 거예요.)
3. 아기와 떠나고 싶은 첫 여행지는 어디인지 써보세요.

☆
마음에 와 닿는
노랫말을
기록해 보아요.

☆
to. 우리 아기
_ _ _ _ _ 에게.

☆
우리 아기가
태어나면
떠나고 싶은
첫 여행지는….

임신 후기 에피소드 ☆

에피소드 1. 오늘도 수고했어!

막달이 되고 아기를 맞이할 준비를 본격적으로 하면서, 저녁마다 배를 쓰다듬으며 아기에게 자장가를 불러줬던 기억이 납니다. 이제 아기도 많이 자라서 엄마 뱃속이 답답하게 느껴질 텐데, 엄마의 자장가를 들으며 편안하게 새근새근 잘 잤으면 했어요. 하나의 바람을 더 보태자면 태어나서도 잠투정 많이 하지 않고 통잠 자길 바라면서요.

그리고 온종일 손, 발, 종아리 할 것 없이 통통 부어서 힘들고, 잠잘 때도 옆으로 누워서 자야만 하는 만삭의 임산부, 저 자신에 대한 작은 위로이기도 했어요.

나도 아기도 잘 자자…. 오늘도 너무나 수고했어! 하면서 말이죠.

에피소드 2. 모든 임산부의 소원은 순산!

몸이 점점 무거워지고, 갈비뼈 부근이 아프기도 했어요. 아기가 많이 자라서 그런 거래요. 출산일이 점점 다가오니 두려움이 생겨났어요. 이렇게 허약체질인 내가 잘할 수 있을까? 우리 아기도 무사히 건강하게 이 세상으로 잘 나와야 할 텐데…. 이런저런 걱정에 잠을 이루지 못한 날도 있었어요. 나는 이렇게 잠을 설치는데, 옆에서 코를 골며 잘 자는 남편이 괜히 무심하고 얄밉게 느껴지기도 했지요. 또 어느 날은 꿈에서 진통하는 꿈을 꾸었는데, 숨이 안 쉬어져서 놀라서 깼던 적도 있었지요.

이렇게 출산에 관한 생각으로 마음이 어렵고 힘들 때도 있었지만, 지인들의 격려에 용기를 얻게 된 일도 많았어요.

이 시기에 지인분들에게 가장 많이 들었던 말이 "언제가 예정일이에요?", "우와~ 배가 많이 나왔네요! 꼭 순산하실 거예요.", "아기가 건강하게 잘 태어날 거예요.", "예쁜 아기 낳아서 행복하게 사세요." 였습니다. 진심이 담긴 따뜻한 말 한마디에 두려움으로 꽁꽁 언 마음이 녹아내렸었죠.

출산을 앞두신 엄마들, 걱정하지 마세요!

모두 순산하실 수 있어요. 잘 해낼 수 있을 거예요.

자기 자신을 믿고, 우리 아기를 믿어 주세요.

에피소드 3. 아기방 꾸미기

막달이 되어 가면서 짐으로 가득했던 방 하나를 깨끗이 청소하고 아기방으로 꾸몄어요.

창문엔 예쁜 커튼도 달고, 아기침대엔 포근한 이불을 올려놨어요.

옷장엔 배냇저고리를 비롯한 아기 옷과 손수건 등을 세탁해서 가득 채워 넣었고요. 다른 선반엔 기저귀, 젖병, 장난감, 모빌, 동화책 등등 정말 식구 하나 늘어나는 데 많은 물건이 필요했어요. 만삭의 몸으로 물건들을 정리하는 게 힘들었지만, 아기가 곧 태어난다는 생각에 들떠 분주하지만 마음은 행복으로 가득했던 시기였어요. 화려하진 않아도 소박하게 내 손으로 꾸민 방을 보고 있으니 참 뿌듯했지요.

"아기야, 이 방은 네가 태어나면 지내게 될 공간이야. 이 방에서 무럭무럭 건강하게 잘 크자. 코오~ 잠도 잘 자고, 잘 먹고, 잘 싸고, 잘 놀고~그렇게 엄마랑 행복하게 지내는 거야."

이렇게 말하고 나니 아기와 곧 만나게 된다는 사실이 피부로 와 닿았습니다. 한 생명을 만난다는 것, 단순히 식구가 한 명 더 늘어난다는 말로는 다 표현할 수 없는 그 묵직한 기쁨. 그 오묘한 설렘과 긴장감 속에서 저는 아기를 만날 준비를 하고 있었습니다.

에피소드 4. 모성애

태동이 점점 강하게 느껴지고, 조금만 걸어도 숨이 금방 찼어요. 바닥에 있는 물건을 허리를 굽혀 바로 줍는다는 것은 이제 있을 수 없는 일이 되었고, 밤에도 발길질하는 아기의 태동에 놀라 잠을 깨는 횟수도 늘어났어요. 임신 전에도 허리 요통이 있었는데, 임신으로 허리 통증은 더 심해졌지만 약이나 물리치료를 받을 수가 없어서 통증을 그대로 견뎌야 할 때도 많았습니다.

병원에 정기검진하러 갔더니 아기가 아래로 많이 내려와 있다고 조심해야 한다기에 조바심도 정말 많이 났었던 시간들이었습니다. 어떤 날은 길을 걷고 있었는데, 다리에 갑자기 힘이 풀려서 넘어졌던 일이 있었어요. 그때 필사적으로 배를 보호하느라 팔을 다치는 일도 있었지요. 아기와 만날 날이 다가올수록 몸과 주변 상황들이 어려울 때도 많았어요. 그럼에도 귀중한 생명을 품고 있었기에 내 몸이 힘들어도 그저, 아기의 무사한 탄생을 간절히 기도했었습니다. 출산의 임박함을 저도 아기도 함께 느끼며, 서로가 있는 자리에서 최선을 다하고 있었던 것이지요. 새삼, 이 세상의 모든 엄마들이 위대하게 느껴졌습니다. 예전에는 결코 몰랐던 이 감정. 내 자녀를 위해 모든 것을 내어놓을 수 있는 조건 없는 사랑. 그래서 모성애는 '위대하다'라고 말하나 봐요.

에피소드 5. 모든 힘듦을 견디게 하는 이유

몇 달 전만 해도 "우리 아기 언제 만날 수 있을까?" 하고 출산 예정일이 까마득하게 느껴졌었는데, 어느새 코앞으로 다가 왔어요. 자연주의 출산을 하기로 결정하고 27주부터는 산부인과와 조산원을 함께 다니며 아기와 저의 건강 상태를 세밀하게 살폈어요. 자연주의 출산을 위한 교육도 받았고요. 아기는 벌써 몸무게가 2.5kg이 되었고, 머리가 자궁 아랫부분으로 향해 자리를 잡았습니다. 아기도 세상에 나올 준비를 열심히 하고 있었던 것이죠. 출산 시에 필요한 용품을 미리 큰 가방에 챙겨두고, 언제 출산의 징조인 이슬이 비칠지 모른다는 생각에 묘한 긴장감이 제 주변을 맴돌았습니다.

저는 임신 후기에 유독 변비가 심해서 고생을 하기도 했는데, 푸른 주스와 유산균으로 큰 위기(?)를 간신히 넘기곤 했습니다. 다리와 발목이 늘 부어 신발은 잘 맞지 않아서 통이 넓은 신발을 신고 다녔고, 다리에 쥐도 자주 나서 곤혹스러웠어요. 빈혈기도 있어서 어지러운 증세도 자주 겪었습니다. 조금만 활동해도 숨이 금방 차오르고 지치기 쉬웠지요. 몸은 이렇게 힘들었지만, 그래도 곧 아기를 만날 수 있다는 사실이 이 힘든 상황을 견디게 했던 것 같습니다.

chapter 6

아기를 위한 최고의 선물, 명품 음악 태교

아기가 태어나고 나면 더 빛을 발하는 음악 태교

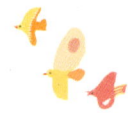

아기가 태어나면 엄마·아빠가 불러줬던 노래를 기억하고 있을까요?

아기가 태어나도 음악 태교는 좋은 영향력을 끼칠까요?

〈우리 아이 첫 음악 수업〉(이준권·정지훈 지음)이라는 책에서 "아이들은 이미 태아 때부터 수많은 음악적 경험을 한다. 이미 세상에 태어남과 동시에 충분히 고정 박(일정한 소리나 규칙적으로 움직이는 소리)을 느낄 만한 리듬감을 가지고 있다. 하지만 그 리듬감을 표현할 수 있을 만큼 근육과 조직 체계가 충분히 성장하지 않았기에 우리가 포착하지 못할 뿐이다"* 그리고 〈태교 음악이 임산부의 자연분만에 미치는 효과〉라는 논문에서는 "음악을 임신 중 규칙적으로 듣게 되면 태아는 기억해서 출산 후에도 임신 중 들었던 음

---

* 〈우리 아이 첫 음악 수업〉, 이준권 · 정지훈, p.17~18

악을 다시 듣는다면 울음을 잘 그치고 정서적으로 안정되며 머리도 좋아진다."**

"태아 때부터 좋은 음악을 많이 접했던 아이는 또래보다 지능 발달이 빠르고 감수성이 풍부할 뿐만 아니라 집중력도 뛰어나며 소리에 대한 감각도 발달하며, 태내에서 들었던 음악을 출생 후에도 기억하고 좋아하는 음높이, 음색, 강약을 잘 기억한다."*** 등과 같은 연구 결과도 있습니다.

이와 같은 자료들을 통해서 살펴보았듯이, 태아일 때부터 엄마가 들려주고 불러주던 음악을 아기는 잊지 않고 기억하고 있고 표현할 수 있습니다. 그리고 음악 태교를 통해 아기와의 유대감이 깊어지고, 아기의 지능과 감수성, 집중력이 뛰어나게 되고, 음악적인 능력 또한 발달한다는 것은 과학적으로 이미 증명된 사실입니다.

제 경험을 말씀드리자면, 아기를 돌보며 임신 기간에 불러 줬던 노래를 불러줬더니 자기도 안다는 듯 방긋방긋 웃기도 하고, 손과 발을 흔들며 리듬을 타기도 했습니다. "이 노래 아니? 그렇구나! 너도 기억나지?" 하면서 아기와 놀이 시간을 가질 땐 공감대가 형성된 것 같아서 신기하고 재밌기

** 〈태교 음악이 임산부의 자연분만에 미치는 효과 : Love notes 프로그램 중심으로〉, 박혜진, p.14
*** 〈영아 음악교육을 받는 학부모의 태교 음악 관심도 조사〉, 박현정, p.11

도 했지요. 24시간 아기와의 밀착 육아를 하면서 지칠 때도 많았지만, 아기와 함께 동요를 부르며 눈 맞춤을 하면 피곤함이 사라지고 새 힘을 얻을 수 있었습니다.

아기 또한 탄생 후 엄마 뱃속과 너무 다른 세상살이에 적응해야 하지만, 익숙한 엄마 목소리와 자주 듣던 노래가 들려온다면 아기는 평온한 마음으로 잘 적응하게 될 것입니다. 그리고 엄마도 음악 태교로 아기와 함께한 임신 기간의 기억이 있었기에 그 유대감은 한층 더 깊어지리라 생각합니다.

음악 태교는 아기와 엄마의 '연결 고리'입니다. 태아였을 때는 탯줄이 엄마와 아기의 연결 고리였지만, 세상에 나오면 그 탯줄을 끊고 새로운 관계를 만들어 갑니다. 하지만 탄생 후에도 끊어지지 않는 연결 고리가 있으니 바로 '음악 태교'입니다.

눈에 보이지는 않지만 아기와 나를 연결해 주는 끈끈하고도 단단한 음악 태교. 아기가 태어나면 그 진가가 발휘해 더 빛을 발하는 명품 태교라고 말할 수 있습니다.

출산 후에도 활용도 100% 음악 태교

　음악 태교의 장점 중의 하나는 출산을 하고 나면 종료되는 것이 아니라 생활 속에서 자연스럽게 음악교육으로 연결되는 '연계성'과 '확장성'을 갖고 있어 활용도가 높다는 것에 있습니다.

　출산 후 본격적으로 육아를 시작하게 되면 아기에게 어떤 음악을 많이 들려주게 될까요? 단연, 동요를 많이 들려주고 함께 부르게 될 것입니다. 아기와 함께 노래를 부르고 음악에 맞춰 손뼉을 치기도 하고, 춤을 추기도 하고, 악기를 연주하는 등의 다양한 음악 활동을 하게 됩니다. 엄마의 뱃속에서부터 음악을 경험했고, 탄생 후에는 가정에서 다양한 음악 활동을 통해 음악교육으로 연계되는 것이죠.

　내 아기를 꼭 음악 영재로 만들 필요는 없지만, 삶 속에서 음악을 즐기고 그로 인해 풍요로운 삶을 살아갈 수 있다면 얼마나 행복할까요?

내 아이가 음악으로 인해 행복한 삶을 누리고 살아가길 원한다면, 태교부터 그리고 출산 후에도 음악적 씨앗을 심어주고 뿌리내리도록 도와주어야 합니다.

주변에 영유아를 위한 문화센터나 음악 교육기관의 좋은 프로그램도 많이 있지만, 우선 가정에서 엄마·아빠와 동요를 활용해 아기와 음악 놀이를 자주 해 보시면 아기의 발달과정에도 도움이 되고, 부모님과 아기의 교감에도 더할 나위 없이 좋습니다.

혹시 육아로 지치고 힘들어서 마음은 있으나 의지력이 부족하신 분들은 작은 음악 모임을 한번 가져보시는 것도 추천해 드립니다. 혼자 하려면 미루기 쉽지만, 함께 하는 사람들이 있다면 약속을 지키려고 노력하기에 실천할 확률이 올라갑니다. 위드 코로나 시대라 조심스럽긴 하지만, 신중하고 지혜롭게 소규모 모임을 만들어 교류한다면, 아기와의 음악 활동도, 육아 고민도 함께 나누며 엄마들의 친목을 다질 수 있어서 일거양득이 될 것입니다.

저 같은 경우에는 제 아이와 비슷한 개월 수의 엄마들 몇 명과 친해져서 저희 집에 자주 초대를 했습니다. 만나서 육아에 관한 정보와 담소도 나누고, 엄마들과 아기들이 함께 할 수 있는 '작은 음악 교실'을 열어서 동요도 같이 부르고 타악기들을 연주하는 시간을 가졌답니다. 내가 음악전공도 안 했는데 무슨 음악 교실? 이라고 생각하실 수도 있지만, 이 책을 통해 음악 태교로 쌓은 내공이 있기에 분명하실 수 있습니다. 임신 기간 동안 음악 태교를 하셨던 것처럼 함께 음악을 듣고, 부르고, 노랫말에 담긴 의미들을 생각해 보고, 간단한 타악기로 리듬을 맞추며 음악 활동을 해 보는 것이죠. 길게 할 필요도 없습니다. 10분이면 충분히 할 수 있습니다.

동요로 시작하는
행복한 태교

"아기가 자궁에서 듣던 언어의 음을 인지하고 기억할 뿐만 아니라 첫 울음소리를 낼 때 이 익숙한 음의 흐름을 모방한다고 주장한다. 이는 아마도 모국어가 발성에 끼치는 영향을 증명하는 최초의 사례일 것이다. 소통과 관련된 음악적 특징이 제일 먼저 발달하는 증거이기도 하다. 이 모든 연구가 갓난아기가 음악적 측면, 어린 시절 들어 익숙한 박자와 음높이에 예민하게 반응할 정도로 고도의 감수성을 가지고 태어난다는 주장을 뒷받침한다."*

이처럼 아기는 이미 태아일 때부터 음악적 특징이 발달하고, 태어남과 동시에 자연스럽게 음악과 공존하는 삶을 살아가게 됩니다. 그렇기에 태아일 때부터 어떤 음악을 접하고 경험하느냐는 매우 중요한 부분이 됩니다.

---

* 〈음악이 흐르는 동안, 당신은 음악이다〉, 빅토리아 윌리엄슨, p.33

그런 음악적 경험에 있어 음악적 장르의 좋고 나쁨을 제가 논할 수는 없지만, 아이들에게는 그들만의 감성과 정서 수준에 맞게 쓰인 '동요'가 제일 적합하다고 말씀드릴 수 있습니다. 그렇기에 동요를 통해 음악을 경험할 수 있는 절대시기가 태아에서부터 시작된다고 생각합니다.

저는 가끔 TV 프로그램에서 아이들이 출연해, 발라드, 댄스, 트로트 등을 부르고 춤을 추는 장면을 볼 때 그들의 재능에 감탄하기도 하지만, 불편한 마음이 들 때가 더 많습니다.

건전 가요도 있어 그 내용이 좋은 노래들도 있지만, 대부분 가사를 보면, 어른들의 사랑과 이별, 아픔, 배신, 이성을 유혹하는 방법 등, 아이들이 나중에 자라고 성인 되어가며 겪을 감정들을 분명히 인지하지 못한 채 모방하는 경우가 많습니다.

어떤 트로트 프로그램에서 모 심사위원이 아이가 어찌 저런 한을 다 잘 표현할 수 있냐며 감탄하는 장면이 화제가 되기도 했었는데, 저는 그 아이가 어린 나이에 왜 저런 한이 담긴 노래를 불러야 할까? 라며 안타까운 마음이 들기도 했습니다.

저희 아이도 어느 날부터 라디오나 TV에서 흘러나오는 가요를 들으며 "나 저 노래 알아요."라고 아는 척하며 따라 부르기 시작했습니다. 그리고는 한동안은 "사랑을 했다~ 우리가 만나~", 라며 한 아이돌 그룹의 노래를 계속 부르기도 했습니다. 유심히 지켜보던 제가 "그 노래 어떻게 알게 되었니?"라고 물어보니, 태권도 학원에서 음악 줄넘기할 때 가요를 계속 틀어준다고 했습니다. "이 노래가 무슨 뜻인지는 알아?"라고 물으니, 잘 모른다고 했습니다.

학원에서 지속해서 듣다 보니 뜻도 내용도 모르고 그냥 멜로디에 익숙해진 듯했습니다. 엄마로서 마음이 썩 좋지 않았습니다. 의도하지는 않았지만, 아이가 커가면서 점점 가요에 노출되는 상황이 많아져 가는 것 같습니다. 그렇기에 아이가 어릴수록 가정에서 음악을 신경 써서 들려주시면 좋을 것 같습니다. 나중에는 아이가 본인이 선택해서 음악을 듣게 되겠지만, 그전까지는 부모님의 역할이 크다고 생각합니다.

그렇다고 오해는 하지 않으셨으면 좋겠습니다.

저는 동요를 제외한 다른 장르가 나쁘다고 말씀드리는 것이 아닙니다.

아이들의 나이와 정서적, 지적, 신체적 모든 발달단계에 맞게 음악도 그와 같은 맥락에서 함께 가야 한다는 것을 강조하고 싶었을 뿐입니다. 그렇기에 이 시기에 가장 적절한 음악 장르가 동요라고 말씀을 드리는 것이고요.

그리고 동요를 시작으로 클래식, 국악, 뮤지컬 음악, 가요 등등 음악의 다양한 장르로 확대해 나가며 음악으로 인해 즐겁고 풍요로운 삶을 살아갈 수 있다면, 음악은 분명 우리 아기에게 인생의 좋은 친구가 되어 줄 것입니다. 저희 아이도 동요로 시작해 지금은 동요를 비롯한 양질의 음악들을 들고 경험하며 음악을 즐기고 사랑하는 아이로 성장하고 있습니다.

　동요로 시작하는 태교는 내 아기를 행복하고 더 아름다운 삶으로 이끌어 주는 '나침반' 같은 태교법이라 할 수 있습니다. 막연하지 않고 분명하며, 쉽고 단순하지만 엄마와 아기에게 유익한 길을 안내해 주기 때문입니다. 함께 동요로 행복한 태교를 시작해 보아요.

곧 태어날 아기에게 편지 쓰기

출산을 앞두고 곧 아기를 만날 생각에 마음이 두근두근하시죠?

아기가 건강하게 태어나 내 품에 안길 그 꿈 같은 시간을 상상해 보세요. 그리고 이제 세상을 향해 나올 아기에게 '용기를 주는 말', '사랑의 말'을 편지로 써 보아요.

그리고 한 문장 한 문장 아기에게 차분히 읽어주세요.

엄마 아빠의 따뜻한 응원에 우리 아기는 행복한 마음으로 세상에 나아갈 준비를 하게 될거예요.

to. 우리 아기

모든 것은
엄마 뱃속에서부터
결정된다

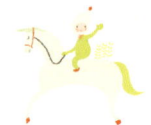

모든 것은 엄마 뱃속에서부터 결정이 됩니다.

"태아란 한 생명의 씨앗이며 생명의 근간이다. 또한 앞으로 한 생명이 살아가는 근본처이자 영혼·정신·마음·몸을 담는 그릇이다. 태아는 아직 완전한 심신이 만들어지기 이전으로, 어떤 기운과 뜻을 지닌 변화 가능성을 지닌 상태이다. 만들어지고 있으나 만들어진 상태가 아니며, 정해지고 있으나 아직 정해진 바 없으니 이때가 태아 시기이다. 그러므로 진일보한 영혼의 성장과 튼튼한 양육을 위한 태교가 반드시 필요하다. 태교를 어떻게 하느냐에 따라 향후 인생이 달라지는 시기이니 어찌 중요하다고 말하지 않겠는가."*

---

* 〈부부가 함께 읽는 태교의 고전 태교신기〉, 원저 사주당, 편저 최희석, 이담, p.27

이처럼 내 아기를 품고 있는 열 달의 시간은 정말 신비롭고 경이롭습니다. 한 생명과 그의 삶을 빚어 가는 시간이기 때문입니다. 태교를 통해 내 아이의 인생이 아름답게 펼쳐질 것을 생각하면 벅찬 희망에 태교를 감사한 마음으로 정성을 쏟을 수 있습니다.

태교의 중요성은 한 사람의 인생이 걸려 있기에 거듭 강조해도 지나침이 없습니다. 그렇기에 이 귀한 시간을 아깝게 흘려보내지 말고, 행복한 마음으로 지혜롭게 태교를 실천해야 합니다.

이제 만삭이 되어 출산을 앞둔 엄마들은 감회가 정말 남다를 것입니다. 작은 씨앗 같던 존재가 자라서 이제 곧 직접 만날 수 있다니, 말로 다 표현하기 어려운 묘한 감정들이 올라오게 될 것입니다.

지난 열 달의 시간을 머릿속에 떠올려 보세요.

임신 테스트기에서 두 줄을 보고, 새 생명이 내 몸에서 자라고 있음을 확인했던 날, 입덧으로 힘들었던 임신 초기 아기집을 확인했던 날, 쿵쾅쿵쾅 힘차게 뛰는 아기 심장 소리를 듣고 행복했던 그때…. 조금씩 자라가는 아기의 대견한 모습들과 아기방을 꾸미며 설렘으로 가득한 시간…. 아기와 함께 보낸 계절의 다양한 풍경들과 향기들.

그리고 내 아기와 함께 듣던 음악, 내 마음을 담아 불러주었던 노래와 한 글자 한 글자 의미를 되새겨 보며 읽고 꾹꾹 눌러 써보았던 노랫말들…. 음악 태교로 채워간 열 달의 시간을 통해 아기는 충분히 엄마 뱃속에서의 시간을 행복하고 즐겁게 보냈습니다. 이미 우리 아기는 건강하고, 풍부한 감성을 갖고, 지혜로움을 지니고 이 세상에 태어날 예정입니다.

첫 태교, 내 아기와 함께한 '모든 날, 모든 순간'이 이렇게 아름다운 이야기로 마무리가 되어가고, 소중한 생명의 탄생을 앞두고 또 다른 새로운 이야기를 써 내려갈 준비를 하고 있습니다. 출산에 대한 두려움과 긴장감이 있겠지만, 지금껏 해왔던 대로 행복한 마음으로 아기를 맞이할 준비를 하며 끝까지 태교에 전념하시길 바랍니다.

유난히 몸이 약하고, 겁도 많고, 서툰 것 투성이었던 저는 음악으로 태교하며 무탈하게 건강한 아기를 만날 수 있었습니다. 그렇기에 출산을 앞둔 엄마들에게 이런 저도 해냈으니 당신도 잘 해낼 수 있다고 진심이 담긴 따뜻한 말과 마음으로 용기를 전해 주고 싶습니다.

"지금껏 참 잘 해왔고, 앞으로도 잘 해낼 거예요!"

세상에서 가장 아름답고 위대한 사랑을 써 내려갈 당신을 응원합니다.

그리고 세상에서 가장 소중한 아기의 탄생을 미리 축하합니다.

음악 태교 시크릿 가이드 Ⅲ

우리 아기만을 위한
안녕 Song
노랫말 만들기

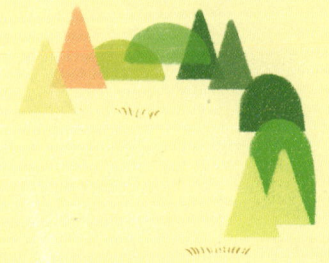

우리 엄마 아빠는 작사가!!

우리 아기만을 위한 '안녕 Song'을 만들어 보아요. 주어진 멜로디에 아기의 태명을 넣어 아기에게 해주고 싶은 이야기를 담아 노랫말을 만들어 보세요. 아기에게 멋진 선물이 될 거예요.

그리고 매일 아침, 이 노래로 아기와 인사하고 하루를 시작해 보세요. 두 귀를 쫑긋, 엄마 아빠의 사랑이 담긴 노래를 들으며 아기는 기분 좋게 하루를 시작할 거예요.

아기가 태어나서도 쭉 불러주세요. 분명, 이 '안녕 Song'을 기억하고 있을 거예요. 그때는 아기와 눈 맞춤하며, 달콤하게 함께 이 노래를 부르게 될 거예요.

우리 아기만을 위한 특별한 노랫말 사랑의 마음과 따뜻한 온기를 담아 만들어 보고, 불러주세요.

안녕 song

우리 아기만을 위한 '안녕 song' 노랫말 만들기

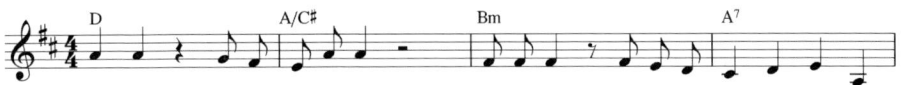
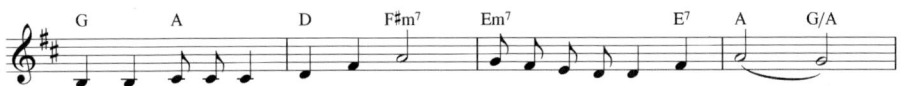
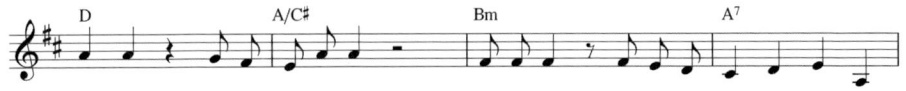
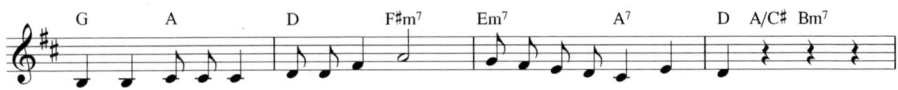
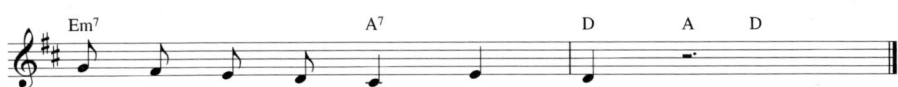

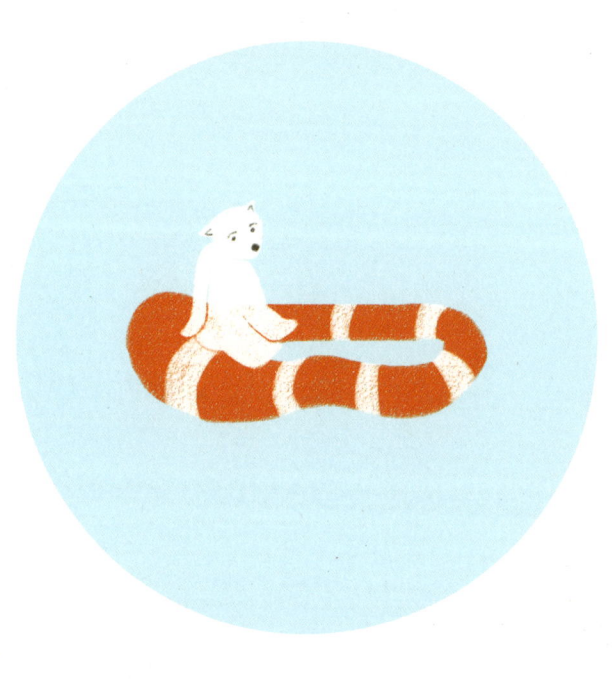

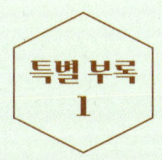

특별 부록
1

하루 10분
기적의 음악 태교 수록곡
악보

아가에게

최유경 작사/ 작곡

아가야 우리곁에 와주어서 참 감사해 너무소중해

너-를 기다리는 이시간이 참 행복해 설-렌단다 -

따뜻한 봄비에 새싹이 움트듯 포근한 사랑으로 너를자라게할거야

인내한 나무에 열매가 맺히듯 겸손한마음으로 너를기다릴거야 -

아가야 우리곁에 와주어서 참 감사해 너무소중해

너-를 기다리는 이시간이 참 감사해 설-렌 단다

참 감사해 설-렌 단다

안녕 song

최유경 작사/ 작곡

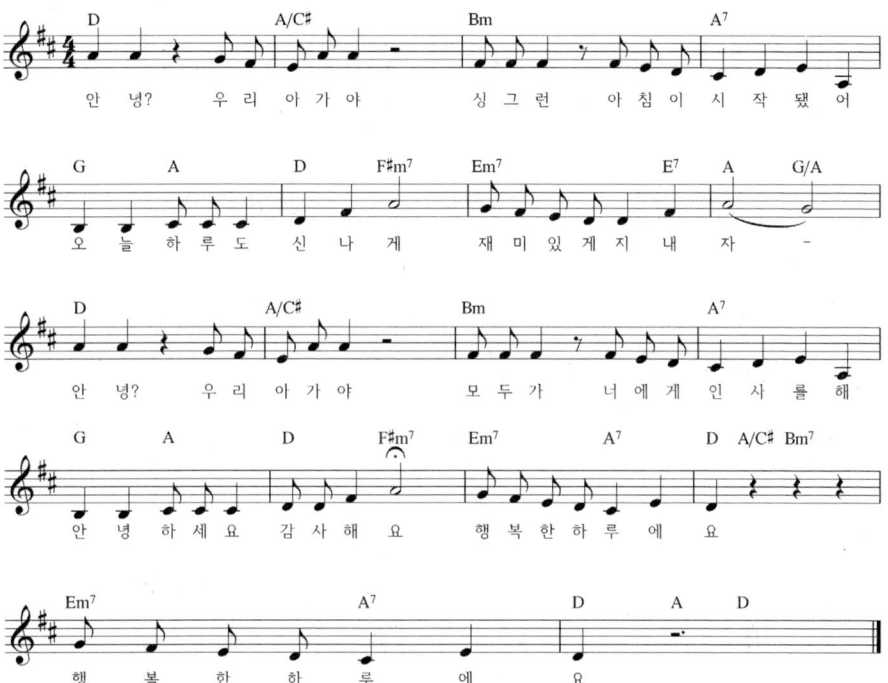

엄마 도장 아빠 도장

한은선 작사
최유경 작곡

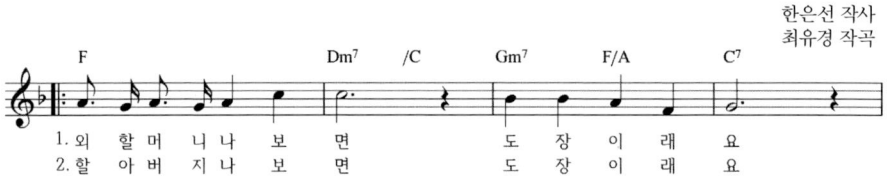
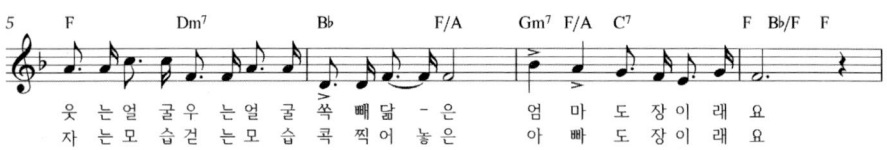
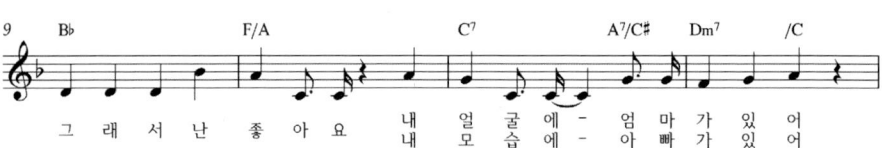
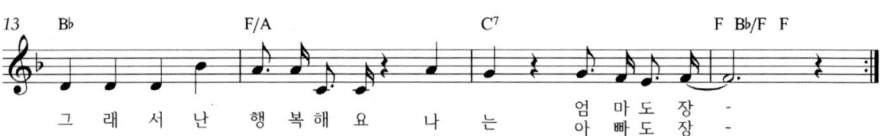

어떤 맛일까?

최유경 작사/ 작곡

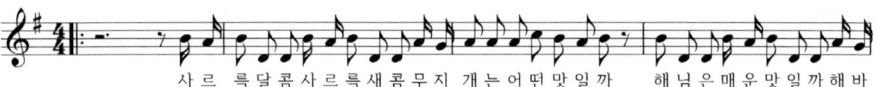
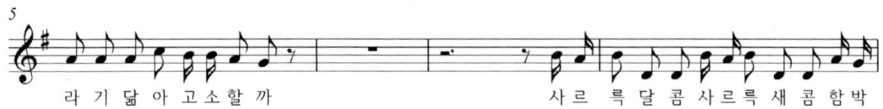
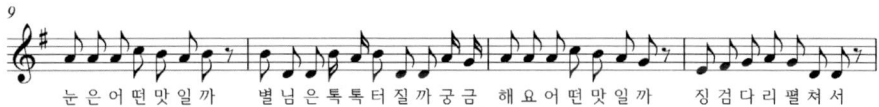
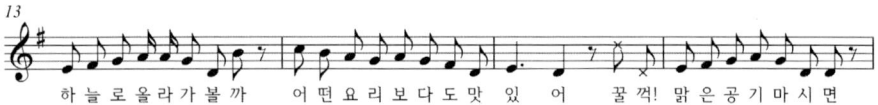
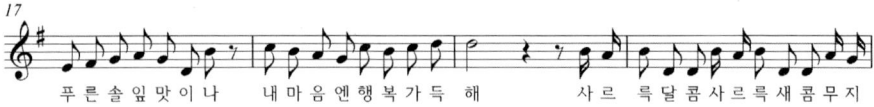
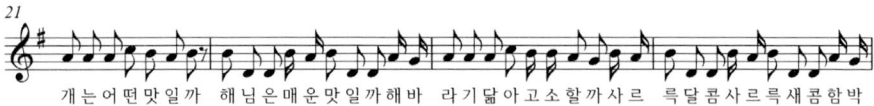
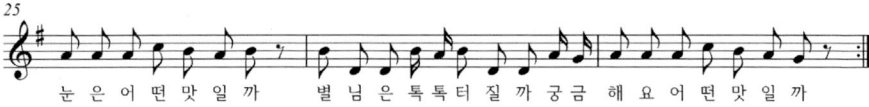

내리사랑 올리효도

한은선 작사
최유경 작곡

봄 여-름 가을 겨-울 시간따라- 계절이변 하고

알록 달-록 꽃 들-도 피고지고- 피고 지 지만 -

시 간이 흘러도- 변함없는- 부모님 내 리 사랑-

세 상을 따스하게 만드는 - 우리의 올리- 효도 -

주 신 사랑의 힘으로- 얼굴에웃 음꽃 피워드릴게 요-

받 은 사랑의 힘으로- 마음에행 복꽃 피워드릴게요 -

D.S. al Coda

피워드릴게요 - 뭉클한 내리사랑-

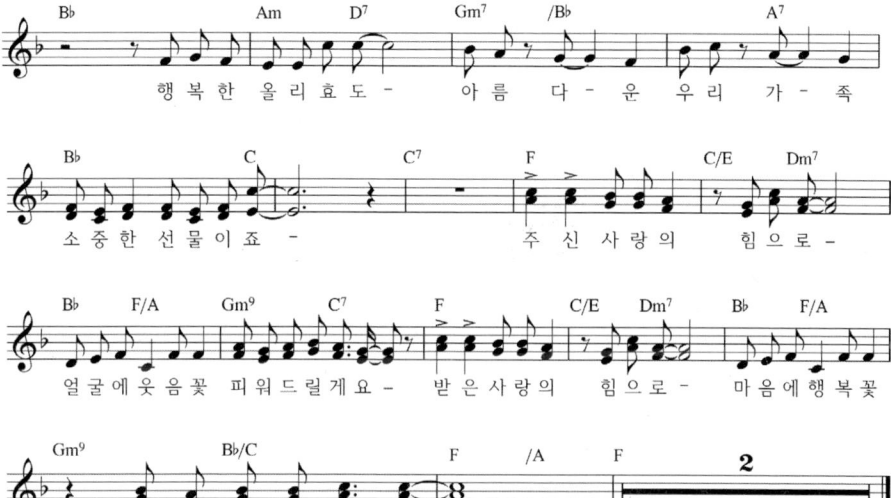

나는 사랑을 먹는 아이

최유경 작사/ 작곡

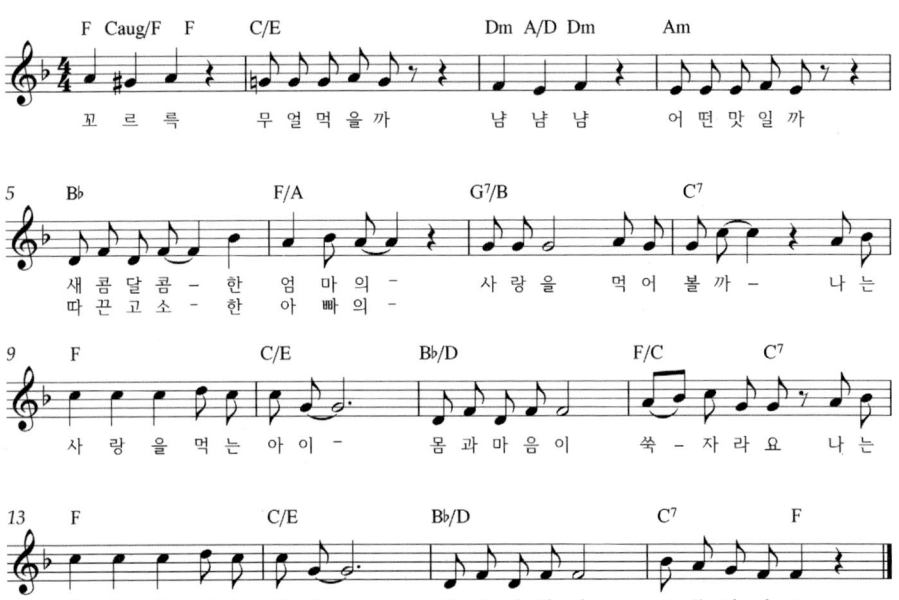

꼬마 생각쟁이

최유경 작사/ 작곡

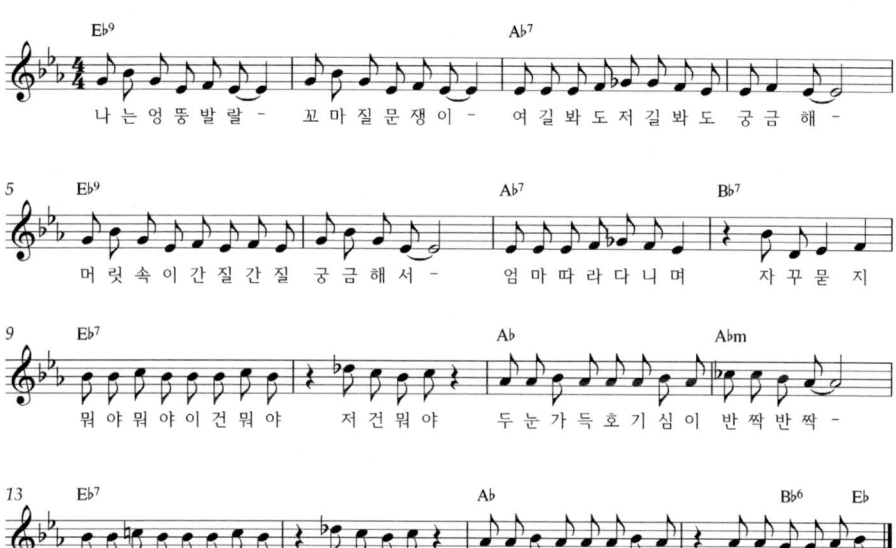

노래하는 소나기

최유경 작사/ 작곡

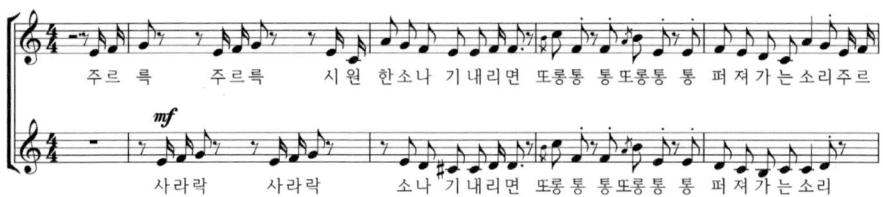

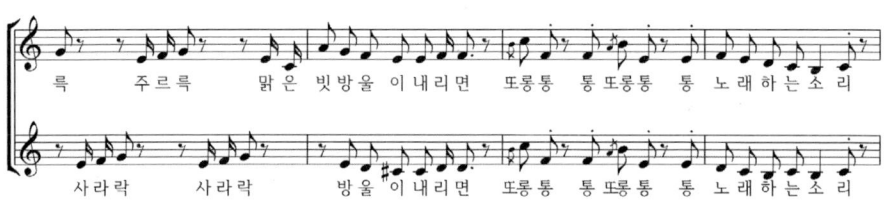

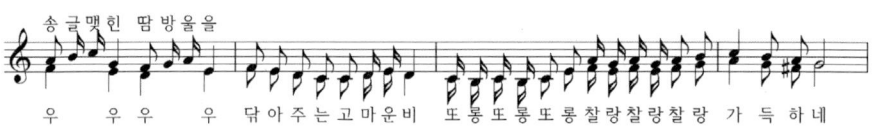

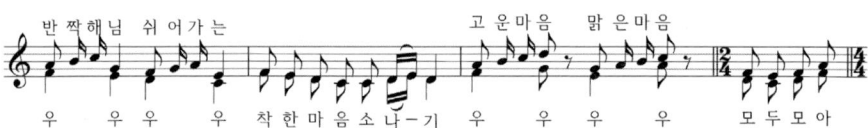

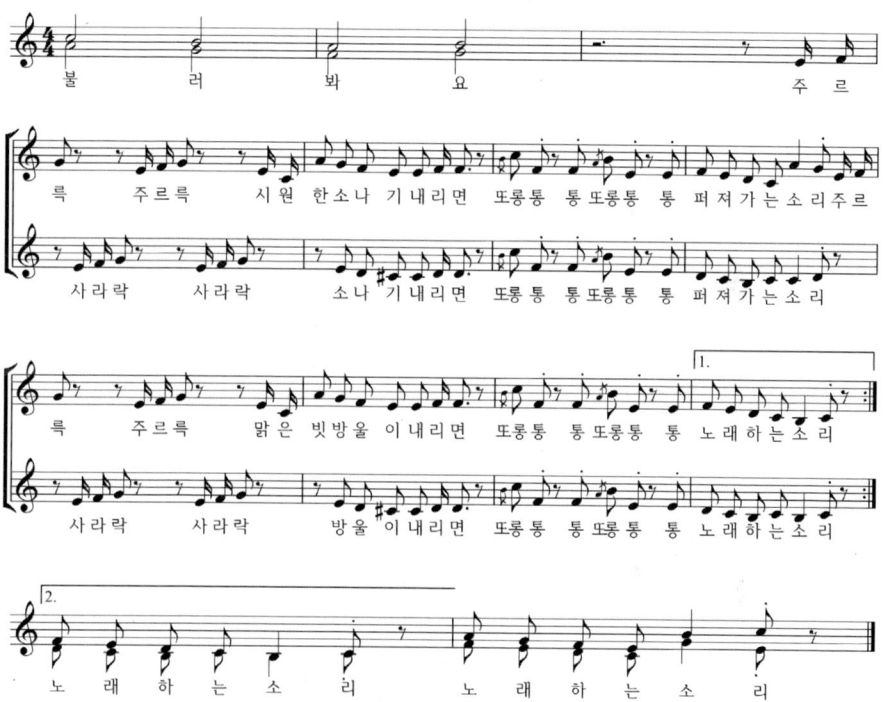

가을이 오는 소리

최유경 작사/ 작곡

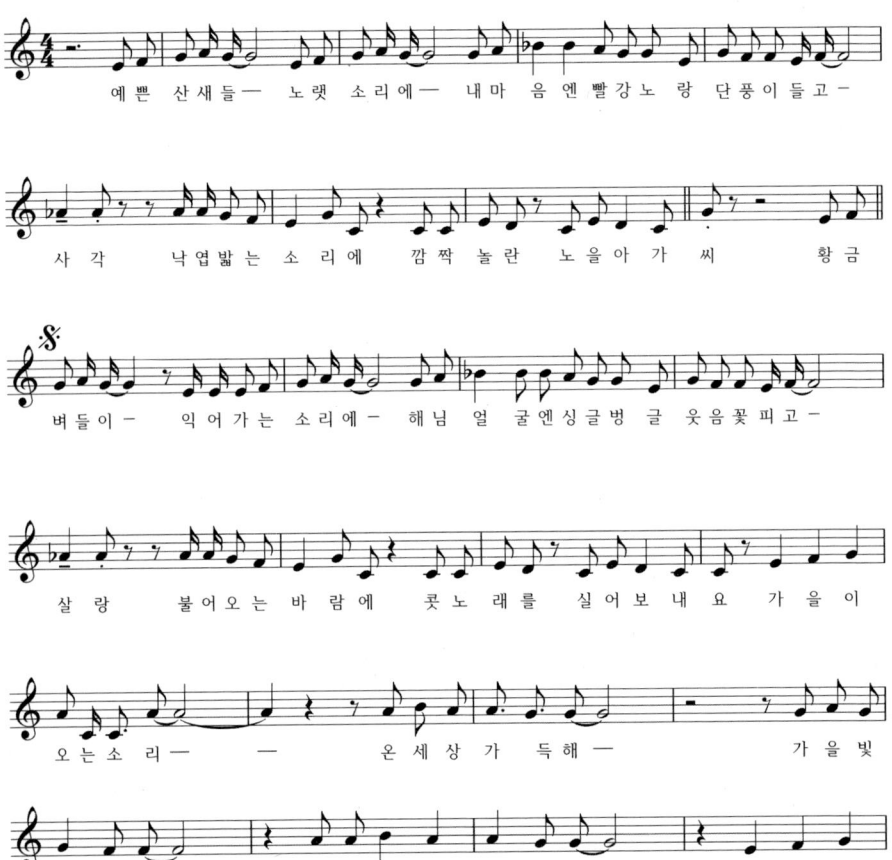

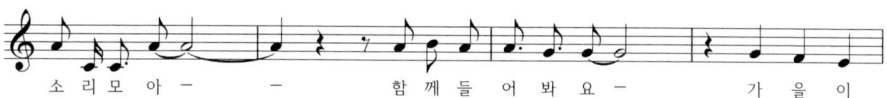
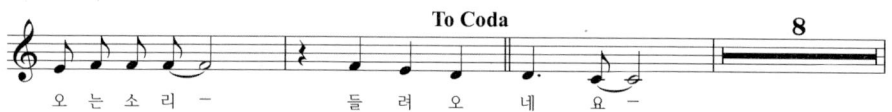
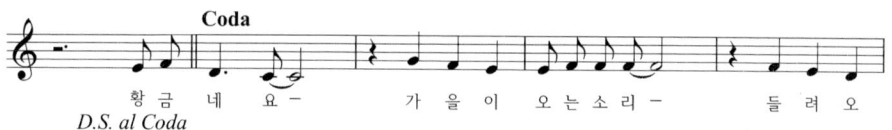
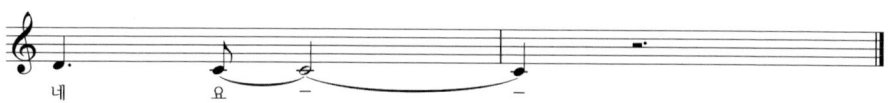

사탕나라 요정의 춤

한은선 작사
최유경 작곡

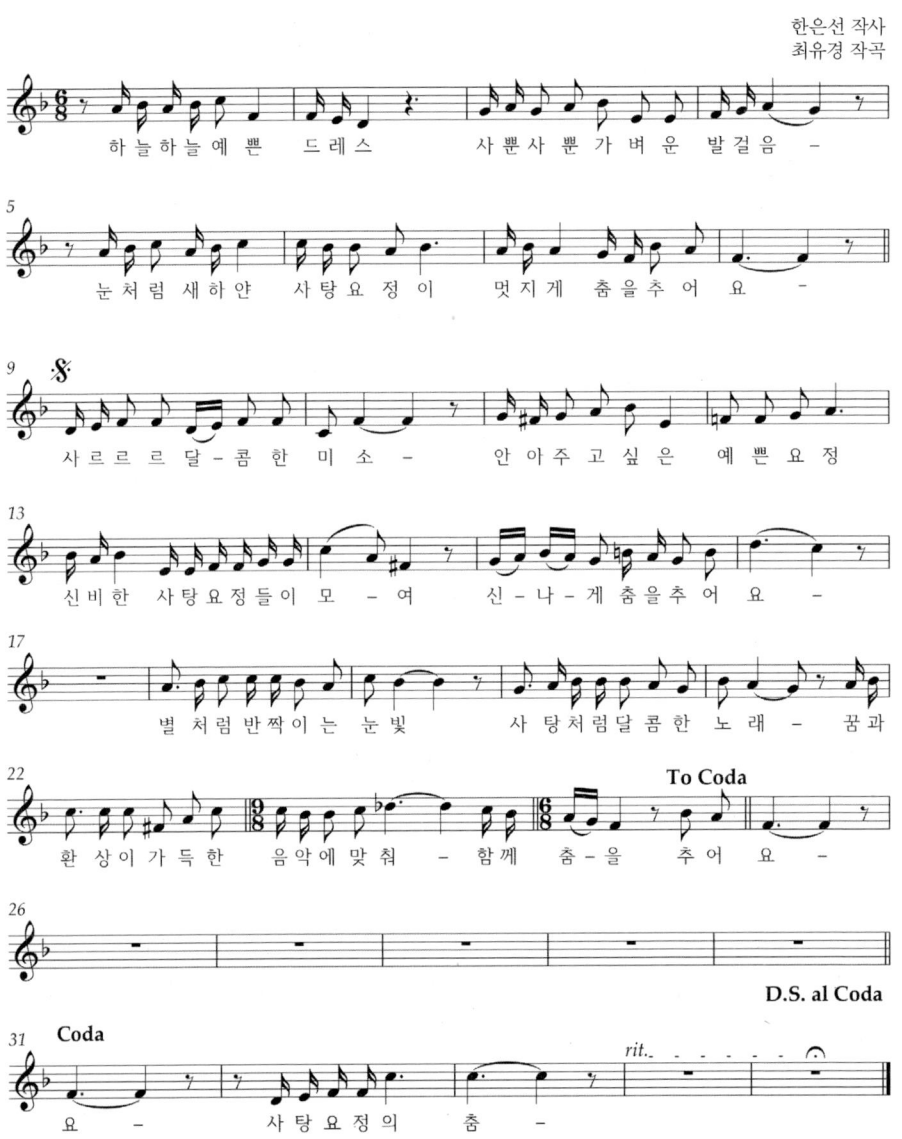

뒤뚱뒤뚱 아빠의 사랑

황제펭귄 이야기

최유경 작사/ 작곡

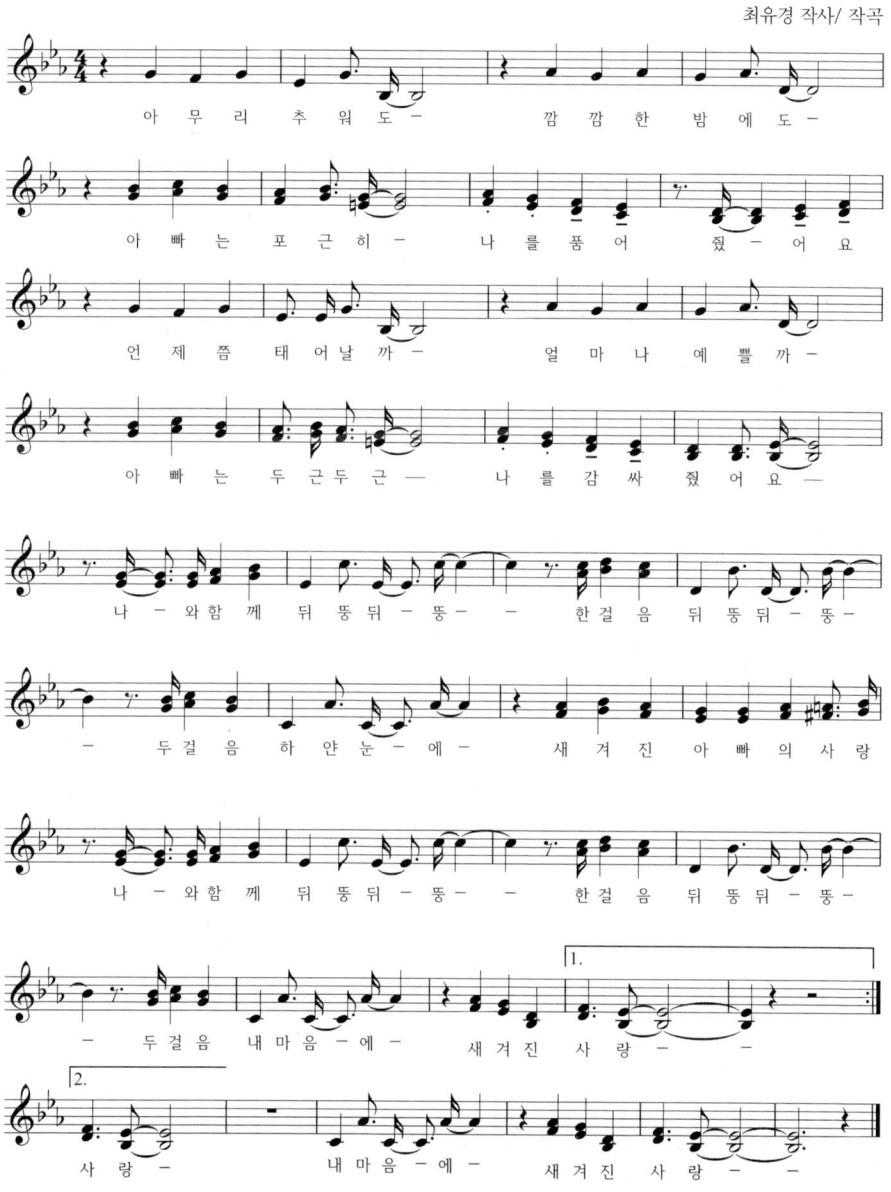

요술 부채

자진모리 장단

한은선 작사
최유경 작곡

설렁설렁― 설렁설렁―― 빨간― 부채― 부치면――
살랑살랑― 살랑살랑―― 파란― 부채― 부치면――

하늘높이― 코가 쭉쭉 늘―어―나고――
원래대로― 코가 쏙쏙

줄어든―― 다 네―――

거짓말하는(거짓말하는) 피노키오처럼― 쭈욱 쭉쭉 코가늘어났다―

쏘옥 쏙쏙 도로줄어드는― 신기하고 재미난― 요술 부채―

―― 아고아고 (큰일났네) 에구에구 (큰일났어)

어디갔니 (파란부채) 나오너라 요술부채

욕심쟁이영감님 장난치다혼쭐났네 어디갔니요술 부채――

4 D.S. al Coda

부채―――

달강달강 소르르

한은선 작사
최유경 작곡

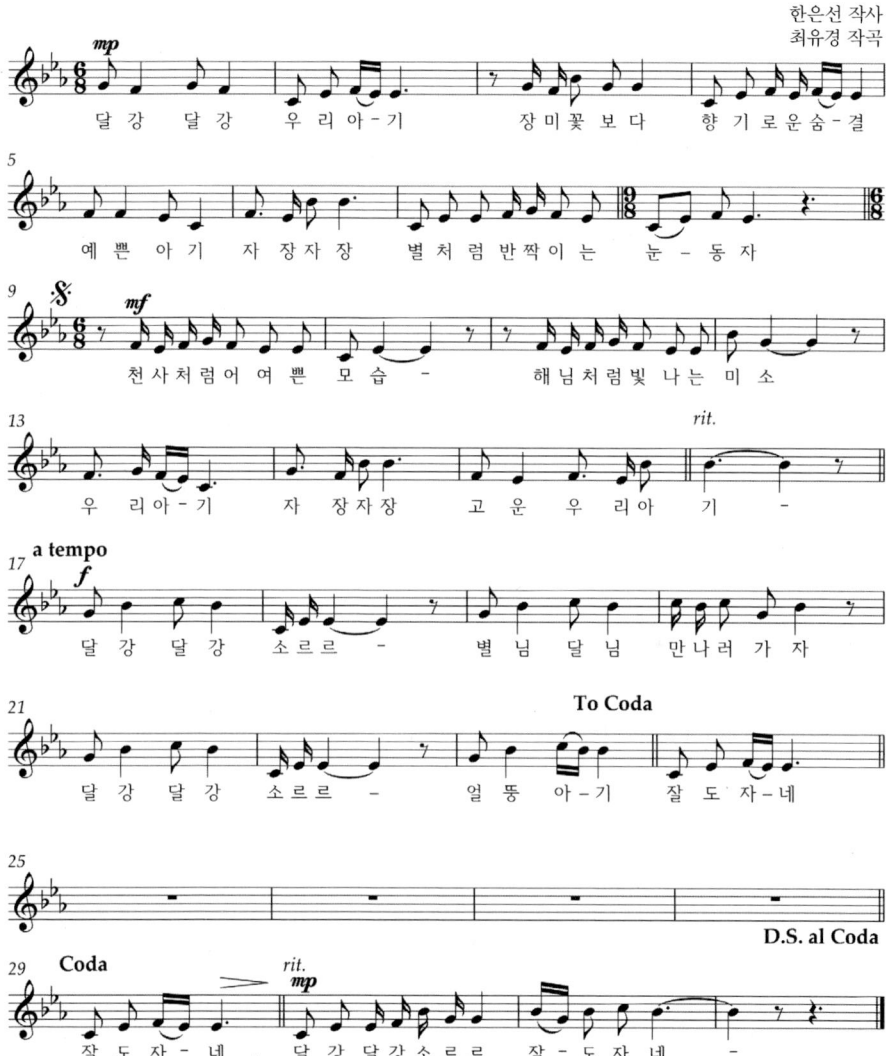

민들레의 꿈

최유경 작사/ 작곡

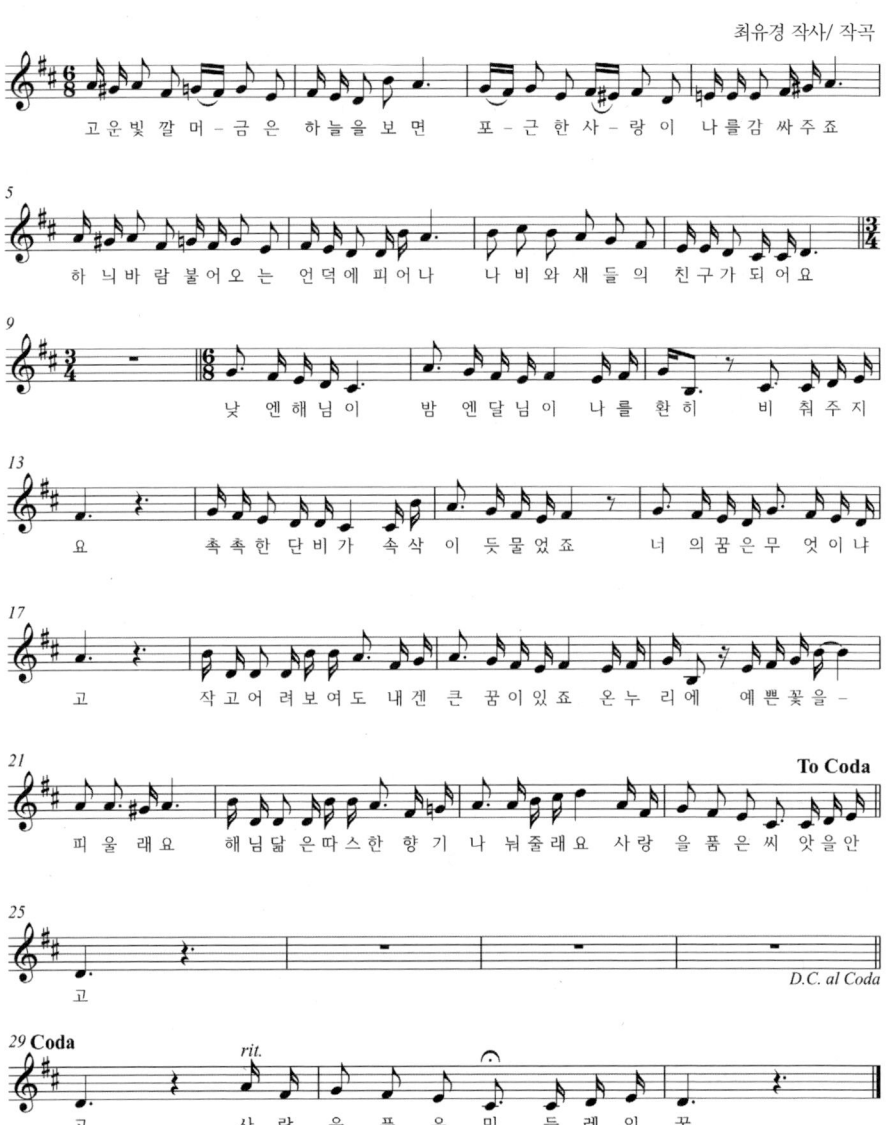

똑딱 가족

김인주 작사
최유경 작곡

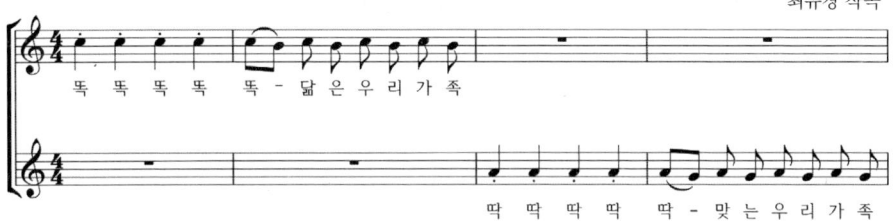
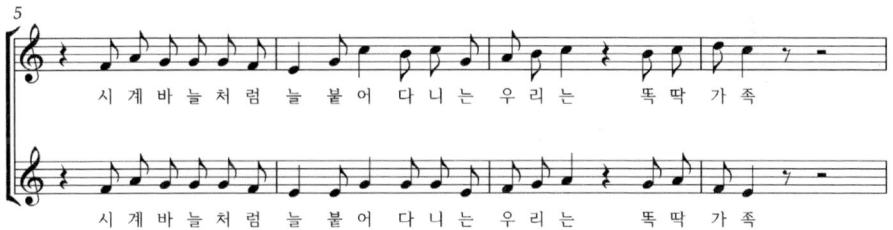
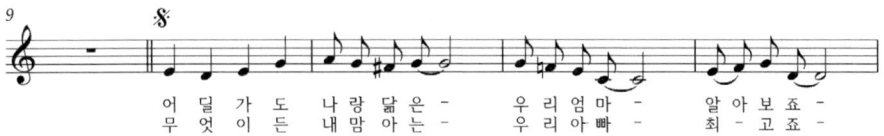
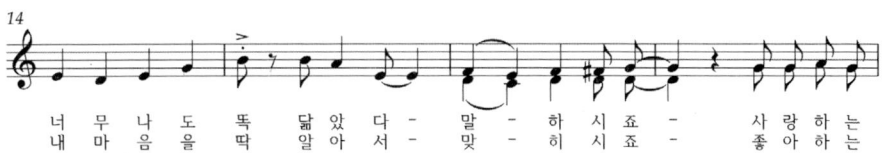
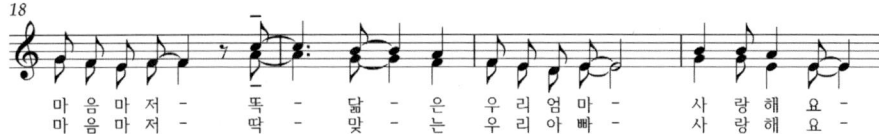

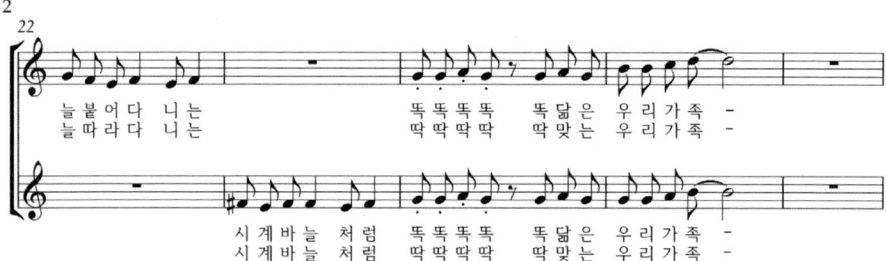
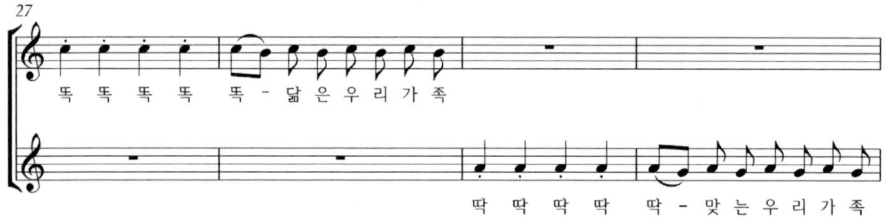
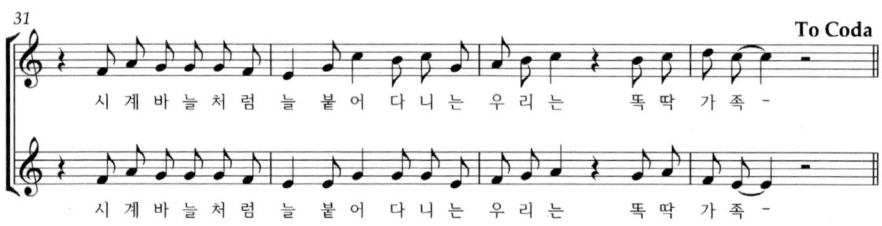
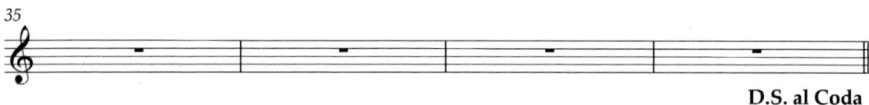
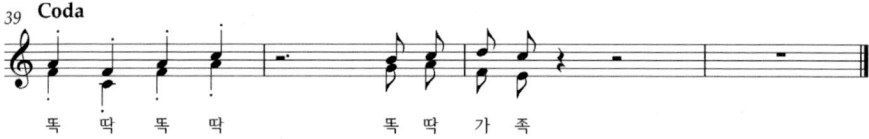

난 기억해요

최유경 작사/ 작곡

난 기억해요 - 아빠가 들려주시던 재미있는 이야기를 -

난 기억해요 - 엄마가 불러주시던 아름다운 노래를

엄마의 뱃속에서 느껴지는 달콤한 사랑 부드러운 손길

열 번의 달을 세고 함께 만날 시간을 손꼽아 기다렸죠 -

난 기억해요 - 아낌없이 주-신 엄마아빠의 사랑

To Coda

참 고마운 그 사랑을 난 기억해요 -

D.S. al Coda

rit.

요 - 난 기억해요 - -

우뚝 부끈 비양도

한은선 작사
최유경 작곡

하나 둘 싯 늿 질 두린 - 제주의 막둥이 섬

둥 갈 둥 갈 바당 우이 - 포리롱혼 족은 섬 고슬

들 민 - 혼들혼들 은빛 머리 - 어욱고장 춤추고 - 랄랄라

혼저 옵 - 써 반갑수다 - 코끼리 엉덕 이 반겸수다 - 그디가

어 디고 우뚝부끈 비양 도 - 찰랑찰랑 물 절 - 천년의 섬 그디가

어 디고 우뚝부끈 비양 도 - 벨롱벨롱 벨 빗 아래 - 족은
휜 - 혼 돌 빛 아래 -

D.C. al Coda

섬   우뚝부끈 비양도! 아꼬운 막둥이 - 섬! 우뚝부끈 비양 도! 곱닥혼 오름

섬   우뚝부끈   우뚝부끈 그디가 어딘고 우뚝부끈 비양도!

특별 부록
2

음악 태교 루틴 만들기

꾸준한 태교 루틴을 만들기 위한 체크표입니다.

엄마와 아기의 행복한 교감 시간을 위해 시간을 정해서 실천해 주세요. 시간을 정확하게 정하기 어려운 분들은 오전 오후로 나누어 편한 시간대에 루틴을 실천해도 됩니다.

(이러한 과정들이 매일 과제처럼 느껴져서 스트레스처럼 느껴지는 분들은 본인의 스타일에 맞게 자유롭게 실천해도 됩니다.)

음악 태교를 실천한 날은 나를 스스로 칭찬하고 격려하는 의미로, 음악 태교 루틴 확인표에 기록을 남겨주세요.

- 시간 정하기 -

♡우리(나)는 매일 하루 10분, ____시 ____분에 우리 아기 ____ 를/을 위한 음악 태교 시간을 갖겠습니다.

음악 태교 루틴 확인표 예시

Sun	Mon	Tue	Wed	Thu	Fri	Sat
		1	2	3	4	5
6	7	8	9	10	11	12
13	14	15	16	17	18	19
20	21	22	23	24	25	26
27 음악태교♡ 아가에게	28 음악태교♡ 안녕 song	29 음악태교♡ 엄마도장, 아빠도장	30 음악태교♡ 어떤 맛일까?	31		

첫 번째 달   3월

Sun	Mon	Tue	Wed	Thu	Fri	Sat
				첫 번째 달	월	

Sun	Mon	Tue	Wed	Thu	Fri	Sat
				두 번째 달	월	

Sun	Mon	Tue	Wed	Thu	Fri	Sat
				세 번째 달	월	

Sun	Mon	Tue	Wed	Thu	Fri	Sat
				네 번째 달	월	

Sun	Mon	Tue	Wed	Thu	Fri	Sat
				다섯 번째 달	월	

Sun	Mon	Tue	Wed	Thu	Fri	Sat
				여섯 번째 달		월

Sun	Mon	Tue	Wed	Thu	Fri	Sat
			일곱 번째 달		월	

Sun	Mon	Tue	Wed	Thu	Fri	Sat

여덟 번째 달   월

Sun	Mon	Tue	Wed	Thu	Fri	Sat
				아홉 번째 달	월	

Sun	Mon	Tue	Wed	Thu	Fri	Sat
				열 번째 달	월	

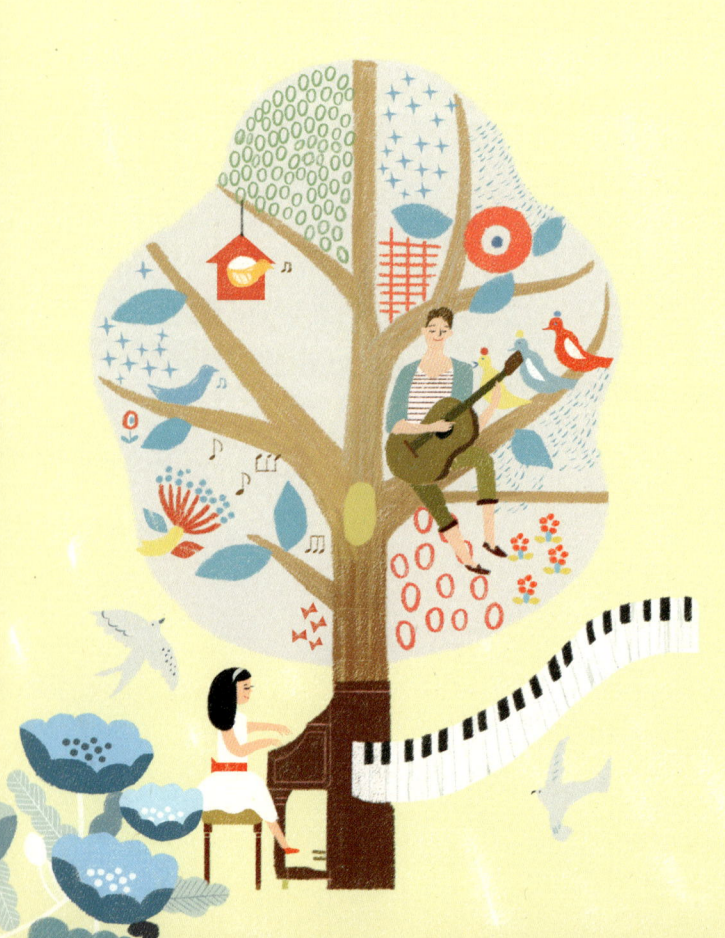

아가에게

아가야 우리 곁에 와 주어서
참 감사해 너무 소중해
너를 기다리는 이 시간이 참 행복해
설렌단다

따뜻한 봄비에 새싹이 움트듯
포근한 사랑으로 너를 자라게 할 거야
인내한 나무에 열매가 맺히듯
겸손한 마음으로 너를 기다릴 거야

아가야 우리 곁에 와 주어서
참 감사해 너무 소중해
너를 기다리는 이 시간이 참 행복해
설렌단다
참 감사해 설레인단다

하루 10분, 기적의 음악 태교

초판인쇄 2022년 3월 24일
초판발행 2022년 3월 30일

지은이 최유경
발행인 조현수
펴낸곳 도서출판 프로방스
기획 조용재
마케팅 최관호
편집 권수현
디자인 호기심고양이

주소 경기도 고양시 일산동구 백석2동 1301-2
넥스빌오피스텔 704호
전화 031-925-5366~7
팩스 031-925-5368
이메일 provence70@naver.com
등록번호 제2016-000126호
등록 2016년 06월 23일

정가 20,000원
ISBN 979-11-6480-192-3 13590

파본은 구입처나 본사에서 교환해드립니다.